Die besonderen Heilkräfte
von Hafer und Hirse

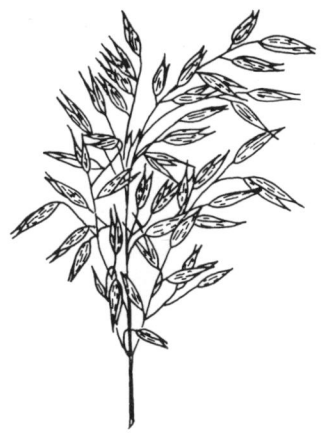

G. A. Ulmer

Die besonderen HEILKRÄFTE von HAFER und HIRSE

Günter Albert Ulmer Verlag, Tuningen

Günter A. Ulmer Verlag
78609 Tuningen

Titelgestaltung, Layout,
Grafiken, Text:
G. A. Ulmer

Alle Rechte vorbehalten

ISBN 978-3-924191-46-7

Alle Angaben in diesem Buch wurden nach bestem Wissen erstellt. Die Angaben erfolgen ohne Verpflichtung oder Garantie des Autors. Er übernimmt keine Verantwortung und Haftung für etwa vorhandene Unklarheiten und inhaltliche Unrichtigkeiten. Die Forschung ist auf diesem Gebiet noch im Fluss. Die gegebenen Hinweise und Empfehlungen zur Selbsthilfe können bei schweren Erkrankungen den Arzt oder Heilpraktiker nicht ersetzen. Es empfiehlt sich deshalb immer, eine zusätzliche medizinische Diagnose vom Behandler einzuholen und sich von diesem therapeutisch begleiten zu lassen.

Inhaltsverzeichnis

Einleitung 7

Hafer als Vollwertnahrung 11

Hirse als Vollwertnahrung 15

Hochwirksame Faserstoffe 19

Eine Schatzkammer der Mineralien 23

Das Wunder der Kieselsäure 27

Hoffnung und Hilfe bei Arthrose 31

Cholesterin, HDL und LDL 37

Vermeiden Sie die Säurekatastrophe 45

Schlussgedanken 53

Literaturverzeichnis 58

Register 60

*Erneure uns mit einer
reinen Speise,
mit Tau,
mit ungetötetem Gericht,
mit jenem Leben,
das wie Andacht leise
und warm wie Atem
aus den Feldern bricht.*

Rainer Maria Rilke

Einleitung

Seit Jahrtausenden gehört Getreide zur Nahrungsgrundlage des Menschen. Auf rund 60 Prozent der Weltackerfläche wird Getreide angebaut.

In der biologischen Vollwerternährung kommt dem vollen Korn eine zentrale Bedeutung zu, denn es bietet mit seinen Mineralien, Vitaminen und Eiweißen das, was der Körper täglich braucht. Die Hüllen des vollen Korns sind von Mineralien und Spurenelementen durchwirkt, insbesondere in den Randschichten. Dort finden sich u.a. Kalzium, Magnesium, Kalium, Eisen, Kupfer, Chrom, Zink, Mangan, Selen usw. sowie lebenswichtige Vitamine, wie der B-Komplex und zahlreiche Biokatalysatoren.

Das ganze Getreidekorn ist gewissermaßen eine lebendige Naturkonserve von geballter Energie, die, bei richtiger Lagerung, über lange Zeit hinaus lebendig und keimfähig bleibt. Wir können dieses Geschenk der Natur das ganze Jahr hindurch ohne Qualitätsverlust als Vorrat halten. Hier hat die Natur ordnende und aufbauende Kräfte auf kleinstem Raum niedergelegt.

Unter dem Einfluss des Sonnenlichts bauen Pflanzen aus Wasser und Kohlendioxid, das sie der Luft entnehmen, und unter Mitwirkung des grünen Pflanzenfarbstoffs Chlorophyll, der dem Blutfarbstoff ähnelt, bei der so genannten Photosynthese Kohlenhydrate auf. Es handelt sich hierbei um chemische Verbindungen, deren Bausteine einfache Zuckermoleküle sind.

Der Körper verbraucht Kohlenhydrate als Brennstoff, als Antriebsstoff und als Betriebsstoff. Alle Kohlenhydrate werden im Körper über die Zuckerstufe abgebaut, wobei für diese Reaktionen Vitamin B_1 und Kalk dringend benötigt werden. Bei der Vollkornnahrung liefert die Natur diese Stoffe gleich mit, so dass kein Mangel entsteht.

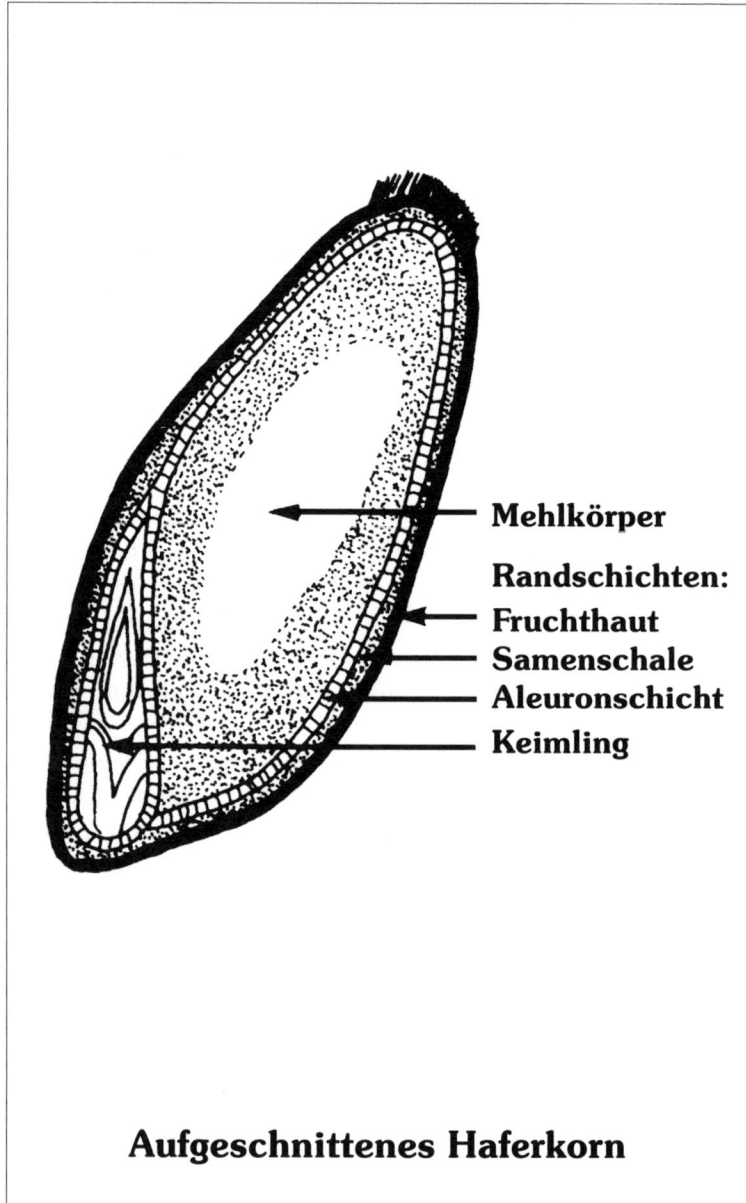

Aufgeschnittenes Haferkorn

Durch die Industrie wurden verschiedene Kohlenhydrate aus dem natürlichen Verband herausgelöst und zu isolierten Kohlenhydraten (Zucker, Mehl usw.) verändert. Diese besitzen weder Vitalstoffe noch Kalk noch Eisen. Da der Hauptlieferant für das Vitamin B_1 der Getreidekeim und die Randschichten sind, kann der natürliche Bedarf nur gedeckt werden, wenn diese auch mitgegessen werden.

Ein verschobenes Vitalstoffverhältnis oder der Mangel eines Vitamins kann auf die Dauer ernährungsbedingte Zivilisationskrankheiten hervorrufen. Da der Konsum von Getreideprodukten in den so genannten Wohlstandsländern sehr zurückgegangen ist, empfehlen Mediziner und Ernährungswissenschaftler, wieder mehr vollwertiges Getreide zu essen.

Unser Körper bildet eine Art ökologische Gemeinschaft. Fällt ein wichtiger Stoff aus, zieht er unweigerlich Störungen nach sich und diese Störungen pflanzen sich durch den ganzen Körper fort.

So verstehen wir, dass das vollwertige Getreidekorn ein Kompaktspeicher der Lebensenergie ist; in einer einzigartigen Komposition zusammengefügt und auf den menschlichen Körper harmonisch abgestimmt. Was sich aus der Kraft des Sonnenlichts im Getreide kristallisiert hat, gibt dem Menschen Lebenskräfte und Lebensenergie. Die Rückkehr zum Getreidekorn, so wie es die Natur anbietet, bringt in unseren Körper mit allen Grundnahrungsstoffen und Vitalstoffgruppen die verlorengegangene Ordnung zurück.

In diesem Buch wollen wir uns eingehend mit Hafer und Hirse, die unter den Getreidearten hinsichtlich ihrer Inhaltsstoffe und Heilstoffe eine Sonderstellung einnehmen, beschäftigen.

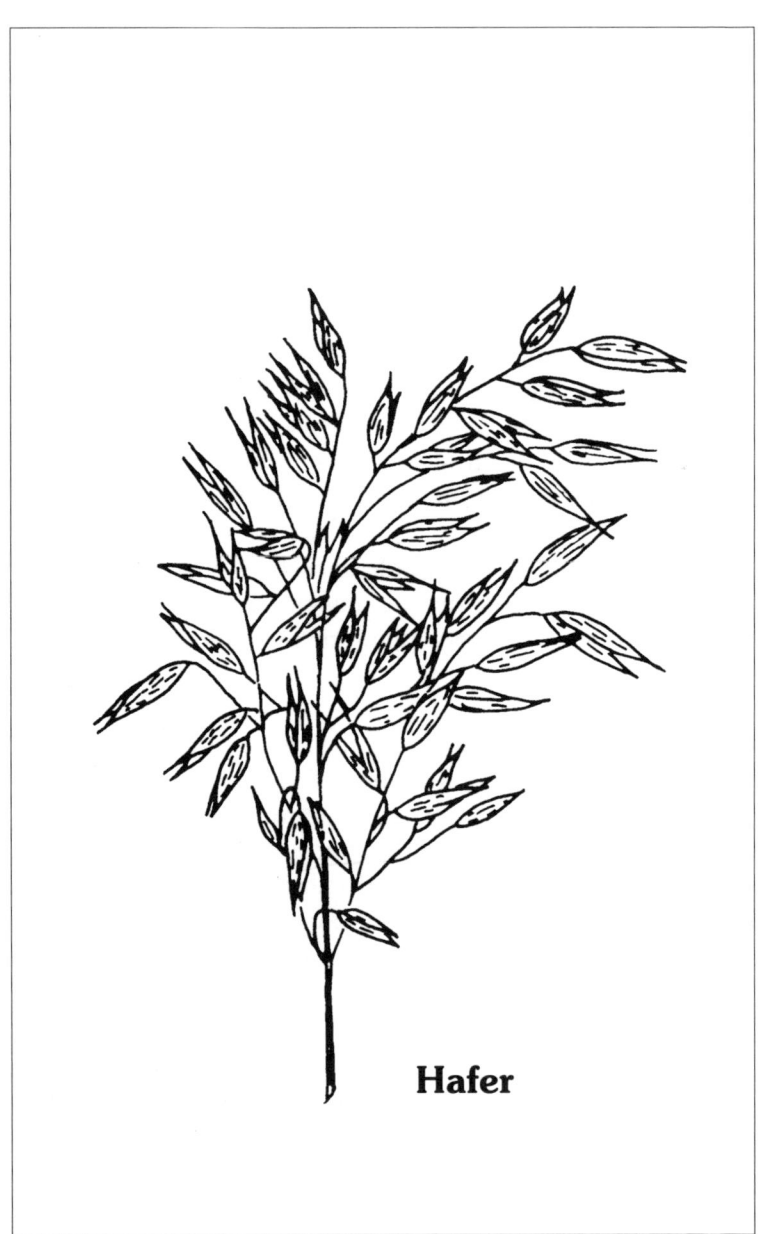

Hafer

Hafer als Vollwertnahrung

In Siedlungen aus der Bronzezeit (1800-700 v. Chr.) fand man geerntete Haferkörner. Die Hafergräser mögen wohl die ersten Gräser gewesen sein, die der Mensch sammelte und für seine Ernährung verwandte. Bei den germanischen Völkern bildete einst der Brei von gestampftem Hafer die Hauptkost. Im Mittelalter stand der Hafer an der Spitze des Konsums aller Getreidefrüchte.

Hafer gedeiht sowohl auf dem Gebirge als auch in den Niederungen, in leichten wie in schweren Böden. Die vielfach verzweigte Rispe ist das charakteristische Merkmal der Haferpflanze.

Es gibt verschiedene Sorten von Hafer; bei den meisten Sorten sind die Körner in Spelzen eingehüllt. Spelzgetreide hat den Vorteil, dass bei den heutigen Belastungen die Luftschadstoffe nicht ins Korn eindringen können, denn die Hülle schützt die Fülle (Inhalt).

Die Haferkörner bergen großartige Kräfte in sich. Hier findet sich nicht nur eine geballte Nahrungs-Energie, sondern zugleich auch eine vitale Schatzkammer. Hafer enthält 66 Prozent wertvollster Kohlenhydrate, 13 Prozent eines sehr hochwertigen Eiweißes und 7-10 Prozent wertvolle Fette.

Bei seinem Fettgehalt enthält Hafer ein reiches Spektrum an Fettsäuren. 40 Prozent davon bestehen aus der ungesättigten Linolsäure. Dies trägt zu einem günstigen Verhältnis von ungesättigten zu gesättigten Fettsäuren bei, welches den Cholesterinspiegel ins Lot bringt. Haferfett enthält auch Phytosterine, die die Aufnahme von Cholesterin aus der Nahrung vermindern sollen.

Ein Verzehr von 100 g Hafer am Tag deckt den Bedarf von 6-8 essentiellen Aminosäuren, da sich diese im Hafereiweiß befinden; sie üben einen bedeutenden Einfluss auf die Zellatmung aus.

Der Mineralstoffgehalt des Hafers an Kalzium und Eisen, Fluor, Phosphor, Magnesium, Mangan, Kupfer, Zink und Zinn übertrifft viele Getreidearten. Zu erwähnen ist das Nervenvitamin B_1, das zu besonderer Konzentration und Energie verhilft. Vitamin B_2 und das für die Eiweiß- und Fettregulierung verantwortliche Vitamin B_6 sind ebenfalls darin enthalten; weiter reichlich Vitamin E, das für alle Drüsen von großer Bedeutung ist, ebenso Vitamin K, das für die Blutgerinnung unentbehrlich ist, Vitamin H, Pantothensäure sowie das Vitamin Inosit. Haferlecithin spielt außerdem eine wichtige Rolle zur Verhütung der Arteriosklerose.

Hervorragend ist der cholesterinsenkende Effekt, dem ein besonderes Kapitel in diesem Buch gewidmet ist.

Hafer enthält als einzige Getreideart Saponin, das eine spezifische Wirkung auf die Bauchspeicheldrüse ausübt. Deshalb eignet sich Hafer auch für Diabetiker. In Gegenden, in denen viel Hafer gegessen wird, sagt man, dass die Zuckerkrankheit kaum bekannt sei.

Hafer wird in vielfältiger Verarbeitung angeboten: als Haferkleie, Hafermehl, Haferflocken, Hafergrütze, Haferbrot, Hafer-Knäckebrot, Haferbrötchen und Hafer im ganzen Korn. Das wohl bekannteste Haferprodukt sind die Flocken, die in verschiedenen Varianten im Handel erhältlich sind.

In England und Schottland werden Haferflocken in Form von Haferbrei als „Porridge Frühstück" gegessen.

Werden Haferflocken gekocht und die Kochzeit übersteigt nicht drei Minuten, bleiben die Heil- und Wirkstoffe erhalten. Eingeweichte Haferkörner bedürfen nur einer geringen Kochzeit, um essbar zu sein.

Haferflocken können also als Brei zum Frühstück oder im Müsli gegessen werden; mittags in Suppen und Saucen. Sie können auch in Aufläufen und zum Backen von Kuchen, Plätzchen, Brot und Brötchen Verwendung finden. „Haferkleie-Müsli", mit einem Anteil von etwa 45 Prozent Haferkleie, eignet sich besonders als Frühstück oder auch als Zwischenmahlzeit.

Haferflocken, aufgelöst in Milch oder Saft, sind eine Konzentratnahrung für Sportler.

Der Nackthafer oder Sprießkornhafer (ohne Spelzen), den man frisch mahlen, verarbeiten und auch roh essen kann, ist dem Spelzenhafer durch einen erheblich höheren Eiweiß- und Fettgehalt sowie einen Gehalt an Vitamin B_1 überlegen. Bemerkenswert ist, dass der Hafer geringe Dosierungen von hormonartigen Wirkstoffen mit belebender und antriebssteigernder Kraft, die aus den Aminosäuren des Hafers gebildet werden, enthält.

Dadurch kann der Hafer eine anhaltend gehobene Stimmung und einen unternehmungslustigen Aktivitätendrang schaffen. Darin dürfte die Erklärung für die Verbindung zwischen Hafer und Gesundheit und auch zwischen Hafer und guter Laune liegen.

Hafer als Vollwertnahrung bietet eine diätisch wirksame Hilfe bei einer faserstoffreichen und cholesterinbewussten Ernährung.

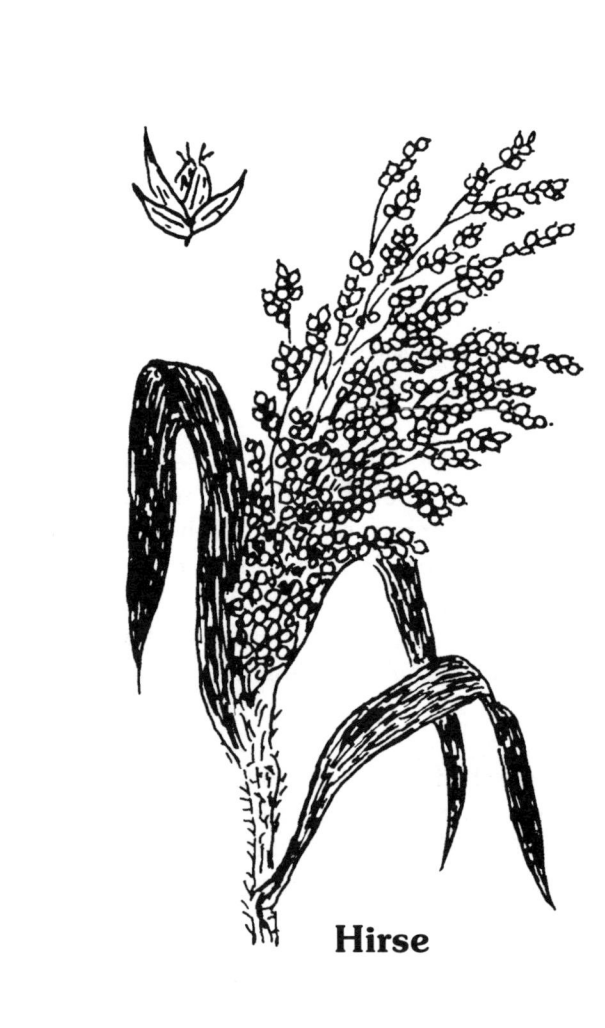
Hirse

Hirse als Vollwertnahrung

Hirse zählt - wie der Hafer - zu den Rispengräsern und war ursprünglich in Ostindien heimisch, doch wurde sie in Deutschland schon in vorchristlicher Zeit angebaut. Heute wird sie als Sommergetreide in Europa und anderen Weltteilen angepflanzt.

Hirse gehört wohl zu den ältesten Kulturpflanzen. Ihr Blütenstand stellt eine Rispe mit vielen kleinen Ähren dar. Die Blütenstände können wie lockere Rispen oder aber wie kompakte Kolben aussehen. Hirse gedeiht auf ärmsten Böden und ist gegen Trockenheit und Dürre gefeit. Sie bevorzugt besonders sandigen Boden und holt aus dem mageren und steinigen Boden alles heraus, was sie benötigt. Hirse speichert die aus Sand und Kies herausgelösten Mineralstoffe; sie wird auch der Weizen des Sandes genannt. Die althochdeutsche Bezeichnung „Hirsi" steht für den Namen der Göttin der Feldfrüchte.

Es gibt viele Hirsearten; man unterscheidet bis zu 100 Formen und Gattungen. Die bekanntesten sind: Rispen-, Kolben-, Neger- und Kaffernhirse. Die einzelnen Arten erreichen eine Höhe von über zwei Metern. Bei verschiedenen Arten ist das Ernten erschwert, weil die Körner in einer Rispe erst nacheinander reifen und deshalb nicht auf einmal geerntet werden können.

Die Farbe der Hirse variiert von weiß/gelb bis zu einem orange/gelb, bei starkem Lichteinfluss während der Lagerung bleicht sie jedoch aus.
Die Hirse enthält doppelt soviel Fett wie Weizen und fast sämtliche Vitamine, die unser Körper benötigt. Besonders reichlich sind die Vitamine der B-Gruppe, also $B_1 = 400$, B_2

= 150, B_6 = 800, Pantothensäure 2500, Nikotinsäureamid sogar bis zu 32000 Mg Prozent (nach Brecht) enthalten.

Hirse ist das mineralstoffreichste Getreide der Erde. Sie enthält Fluor, Schwefel, Phosphor, Eisen, Magnesium, Kalium usw. und ist ganz besonders reich an Kieselsäure, die bekanntlich zur inneren Darmdesinfektion beiträgt. Bekannt sind auch die positiven Wirkungen der Kieselsäure auf die Knochen, auf die Haare, die Nägel und die Zähne. Davon mehr in einem späteren Kapitel.

Da die hartkieseligen Fruchtschalen des Hirsekorns nicht genießbar sind, wird Hirse geschält. Im Handel sind vorwiegend das ganze geschälte Korn oder die Hirseflocken erhältlich. Das Hirsekorn wird wie Reis zubereitet. Die Hirse muss aber immer gut heiß abgespült werden wegen der Bitterstoffe.

Zu beachten ist, dass Hirsekörner viel Wasser aufnehmen, deshalb muss bei der Zubereitung auf reiche Wasserzugabe geachtet werden, um den Quellvorgang nicht zu unterbrechen.

Die Hirse braucht etwa das Zweieinhalb- bis Fünffache an Wasser. Sie ist ein leicht verdauliches und sehr schmackhaftes Getreide.

Die Hirse ist ein glutenfreies Produkt, das heißt, frei von Klebereiweiß, das aus Glutenin und Gliadin besteht.
Aus vielen Märchen ist der süße Hirsebrei bekannt. Doch pikant gewürzt schmeckt Hirse genauso fein. Die Hirse verleiht Speisen einen feinwürzigen Geschmack.

Für die tägliche Nahrung besonders empfehlenswert sind Hirseflocken, die man am besten zum „Kollath"-Frühstück oder zum „Bircher"-Müsli verwenden kann. Die Hirseflocken haben einen ganz besonderen Heilwert, auf den wir in einem späteren Kapitel noch eingehend zu sprechen kommen.

Wenn der Hafer das Getreide der guten Laune ist, so ist die Hirse ein Getreide, das innerlich wärmt. In der ärztlichen Therapie wird sie auch als Hirsewickel auf den Leib gelegt und außerdem findet sie als Hirsekissen Verwendung.

Die Hirse vermittelt das Bewegliche, Strömende, Wärmende und Mitreißende. Der chinesische Kaiser Shen-Nung ließ 2800 v. Chr. die Hirse in die Liste der fünf heiligen Nahrungspflanzen aufnehmen.

Die Hirse bietet dem Körper viele Mineralien und fördert die Einlagerung des Kalkes, der mit der Nahrung angeboten wird. Ja, sie ist eine große Spenderin mineralischer Wohltaten.

Faserstoffarme Kost	**Faserstoffreiche Kost**
Weißmehl – Süßigkeiten, Teigwaren – Kuchen	Vollkornprodukte, Gemüse – Salate – Obst, Knäckebrot – Kleie
Lange Durchlaufzeit	Kurze Durchlaufzeit
wenig Darmbewegung	Aktivierung der Darmfunktion und Reinigung
wenig Stuhl	Großes Quellvermögen
Bakterientätigkeit auf Gallensalze	Bindung von freier Gallensäure
Gefahr der Fäulnis	regulierte Cholesterinsynthese
Gifte gelangen ins Blut	Geschmeidiger Darminhalt durch Wasserbindung der Ballaststoffe
Gefahr der Darmentzündung	
harter Stuhl macht krank	weicher Stuhl ist gesund
weiche Kost → harter Stuhl	harte Kost → weicher Stuhl

Hochwirksame Faserstoffe

Es gab eine Zeit, da bezeichnete man die Stoffe, die als unverdaulicher Bestandteil der Nahrung übrigblieben, als Ballast. Dann wurde erkannt, dass gerade die Ballaststoffe, richtiger gesagt, die Faserstoffe, wertvolle Verdauungshelfer sind. Faserstoffhaltige Nahrungsmittel erfordern mehr Anstrengung beim Kauen und mehr Zeit bis zum völligen Einspeicheln. Sie verursachen eine stärkere Magen- und Darmfüllung, so dass ein schnelleres und anhaltenderes Sättigungsgefühl erreicht wird. Durch das große Quellvermögen vieler Faserstoffe, die eine Volumenzunahme des Speisebreis zur Folge haben, werden vermehrt Dehnungsreize auf die Darmwand ausgeübt und eine Aktivierung verschiedener Darmfunktionen erreicht. Auf Grund ihrer chemischen Struktur können sie das Wasser binden, können aufquellen und die Darmfüllung vergrößern. Dadurch sind sie ein Anreiz für die Dickdarmmuskulatur, die Nahrungsreste schneller aus dem Darm abzutransportieren.

Die normale Durchgangszeit der Nahrung durch den Darm wird also durch die Faserstoffe deutlich verkürzt, ohne die Faserstoffe wird sie sehr verlängert. Dauert der Durchgang der Nahrung sehr lange, dann können Bakterien auf die Gallensalze im Verdauungstrakt einwirken und sie in Desoxycholsäure verwandeln, die möglicherweise eine krebserregende Substanz darstellt.

Die Zelluloseschichten üben beim Gleiten durch den Darm auf die Darmwand eine milde, scheuernde und fegende Wirkung aus. So werden die Wände sauber gehalten, und es können sich keine Reste und Verkrustungen ablagern. Die Faserstoffe können auch als „Zahnbürste des Darmes" bezeichnet werden, da sie den Darm reinigen und ihn entschlacken.

Die Faserstoffe, die zu den Vitalstoffen zählen, sind kein einheitlicher Stoff. Sie bestehen aus Pflanzenfasern, Nahrungsfasern, Schlackenstoffen usw. Zum Teil gehören sie zu den Kohlenhydraten und sind aus vielen unterschiedlichen Zuckereinheiten aufgebaut.

Das Getreidekorn ist als Faserstofflieferant ungemein wichtig. Der größte Teil der Faserstoffe befindet sich beim vollen Korn in den Randschichten.

Im Hafer und in der Hirse haben wir zwei ausgezeichnete Faserstoffträger. Haferflocken enthalten pro 100 g Lebensmittel 7 g Faserstoffe, Hirse 3,5-8 g.

Seit einiger Zeit unterscheidet man lösliche und unlösliche Faserstoffe. Zu den löslichen Faserstoffen zählen zum Beispiel Pektine, Quellstoffe, Hemizellulosen und andere. Sie werden von den Darmbakterien weitgehend abgebaut zu Essigsäure, Propionsäure u.a. und Gasen. Durch den Fermentationsprozess gewinnen die Bakterien Energie zur Bildung neuer Zellen; sie vermehren sich und tragen zur Stuhlbildung bei. Zu den unlöslichen Faserstoffen zählen unter anderem Zellulose, unlösliche Hemizellulose, Lignin usw. Die unlöslichen Faserstoffe werden weniger stark fermentiert, vor allem, wenn sie mit Lignin vergesellschaftet sind. Doch dadurch, dass sie Wasser binden, bewirken sie, wie schon gesagt, im Darminneren eine bessere Füllung und fördern die Ausscheidung der Nahrungsreste.

Noch einmal zurück zu den löslichen Faserstoffen. Sie sind hochwirksam und regen intensiv die Bildung von Gallensäure an, ohne die keine geregelte Fettverdauung im Dünndarm funktioniert. Da Cholesterin als Grundstoff für die Gallensäure dient, wird es natürlich verbraucht, und es gelangt dadurch weniger Cholesterin ins Blut. Die löslichen Faserstoffe bewirken also eine Cholesterinsenkung. Darüber noch in einem besonderen Kapitel.

Beim Hafer haben wir einen absoluten Faserstoff-Favoriten mit 46 Prozent löslichen und 54 Prozent unlöslichen Faserstoffen. Eine faserstoffreiche Vollwertkost ist ein wesentlicher Faktor zur Erhaltung unserer Gesundheit.

Die deutsche Gesellschaft für Ernährung empfiehlt mindestens 30 g Faserstoffe pro Tag. Dies ist nur durch eine Steigerung des jetzigen durchschnittlichen Verzehrs von Vollgetreideprodukten zu erreichen.

Auf 100 Gramm essbaren Anteil:

	Hirse	Hafer	Weizen
Eiweiß	10 g	10 g	12 g
Fett	5 g	5 g	5 g
Kohlenhydrate	65 g	60 g	69 g
Eisen	9 mg	4,5 mg	3 mg
Fluor	0,6 mg	0,3 mg	0,7 mg
Natrium	3 mg	8 mg	8 mg
Magnesium	170 mg	120 mg	120 mg
Silicium in der Asche	59 mg	54 mg	5 mg

Eine Schatzkammer der Mineralien

Hafer und Hirse haben eine ungewöhnliche Mineralstoffausstattung; sie bieten eine gute Versorgung des Körpers mit Mineralien. Alle Mineralien sind bei ihnen vertreten. In vielen ihrer Inhaltsstoffe ähneln sich Hafer und Hirse. Wie aus nebenstehender Tabelle ersichtlich ist, haben beide einen hohen Fettgehalt, ebenso einen großen Reichtum an Kieselsäure - die wir im nächsten Kapitel gesondert betrachten werden.

Herausragend bei der Hirse ist der hohe Eisengehalt, der sonst von keinem anderen Getreide mehr erreicht wird. Der hohe Eisengehalt kommt dem Blut zugute, welches ja in jedem roten Blutkörperchen Eisenatome enthält. Fehlt es an Eisen, so sind hauptsächlich die roten Blutkörperchen betroffen. Eisen ist Bestandteil des Hämoglobins, das für den Transport des Sauerstoffs im Blut verantwortlich ist. Aber auch weitere Substanzen, die für den Transport des Sauerstoffs in die Zellen und in der Zelle verantwortlich sind, enthalten Eisen. Da der Sauerstoff für alle Verbrennungsvorgänge im Körper notwendig ist, kann sich jeder leicht vorstellen, welche Probleme entstehen, wenn beim Sauerstofftransport Engpässe auftreten.

Allein 100 Kubikzentimeter Blut enthalten ca. 50 mg Eisen. Deshalb sollten Frauen täglich 18 mg und Männer 12 mg Eisen mit der Nahrung aufnehmen. Jede zweite Frau zwischen 15 und 50 Jahren ist, wie Wissenschaftler der Weltgesundheitsorganisation (WHO) warnen, wegen Eisenmangel anfällig für Infektionen. Eine eisenreiche Ernährung stärkt die Abwehrkräfte, so dass der Körper mehr „Fresszellen" bildet; diese Zellen bekämpfen Krankheitserreger im Körper.

Um den Tagesbedarf eines Menschen an Eisen zu decken, würden 50 g Hirse ausreichen. Für die Blutbildung wird nicht nur Eisen benötigt, auch Vitamin C, Vitamin B_6, Vitamin B_{12} und Folsäure usw., die ebenso in Hafer und Hirse enthalten sind.

Es ist wichtig, die einzelnen Mineralstoffe nicht isoliert zu sehen, sondern ihre gegenseitige Abhängigkeit und Beeinflussung zu bedenken. So ist das Zusammenspiel von Kieselsäure, Phosphor und Vitamin D bekannt sowie mit einigen Hormonen, die erst die Resorption des mit der Nahrung angebotenen Kalkes (Kalzium) ermöglichen. Kieselsäuremangel führt also auch gleichzeitig zu Kalkmangel. Phosphor wiederum wird zusammen mit Kalzium für das einwandfreie Arbeiten des Nervensystems gebraucht. Beim Stoffwechsel einiger Kohlenhydrate hat Phosphor auch einen Einfluss.

Hirse ist reich an Magnesium. Magnesium spielt übrigens auch beim Waldsterben eine entscheidende Rolle. Magnesium ist sehr wichtig für den Körper, weil im Enzymstoffwechsel ohne Magnesium nichts funktioniert. Die Enzyme regeln elementare Lebensvorgänge und sind für die Gesundheit und für das Wohlbefinden eines jeden Menschen mitverantwortlich.

Weder unsere Muskeln noch unser Nervensystem können ohne Magnesium richtig arbeiten. Alle Zellen, vor allem die Gehirnzellen, brauchen Magnesium. Vitamin B_{12} wird nur dann vom Körper aufgenommen, wenn Magnesium vorhanden ist. Der tägliche Magnesiumbedarf eines Erwachsenen liegt laut WHO (Weltgesundheitsorganisation) zwischen 300 und 350 mg.

Bei Magnesiummangel entweicht Kalzium aus den Zellen. Zwischen Kalzium und Magnesium besteht ein Zusammenspiel im Körper, das im Verhältnis zwei zu eins vor sich gehen sollte. Bei Magnesiummangel - man hat festgestellt, dass sehr viele Menschen davon betroffen sind - werden große Mengen an Kalzium aus dem Körper ausgeschieden. Zahnverfall, Knochenbrüche und Knochenschwund (Osteoporose) sind die Folgen.

Leider kann der Körper Magnesium nicht selbst erzeugen; es muss mit der Nahrung aufgenommen werden. Durch eine Ernährung, die sich regelmäßig, wenn auch in kleinen Mengen, des Hafers und der Hirse bedient, könnte man Magnesiummangel, Eisenmangel und Fluormangel, aber auch Kalkmangel, Phosphormangel und ein Defizit an Kieselsäure ausgleichen. So könnte man mit dieser speziellen Mineraliennahrung ohne Aufwand und ohne viele Kosten krasse Mängel beheben und Defizite ausgleichen, die unsere Zivilisationskost verursacht.

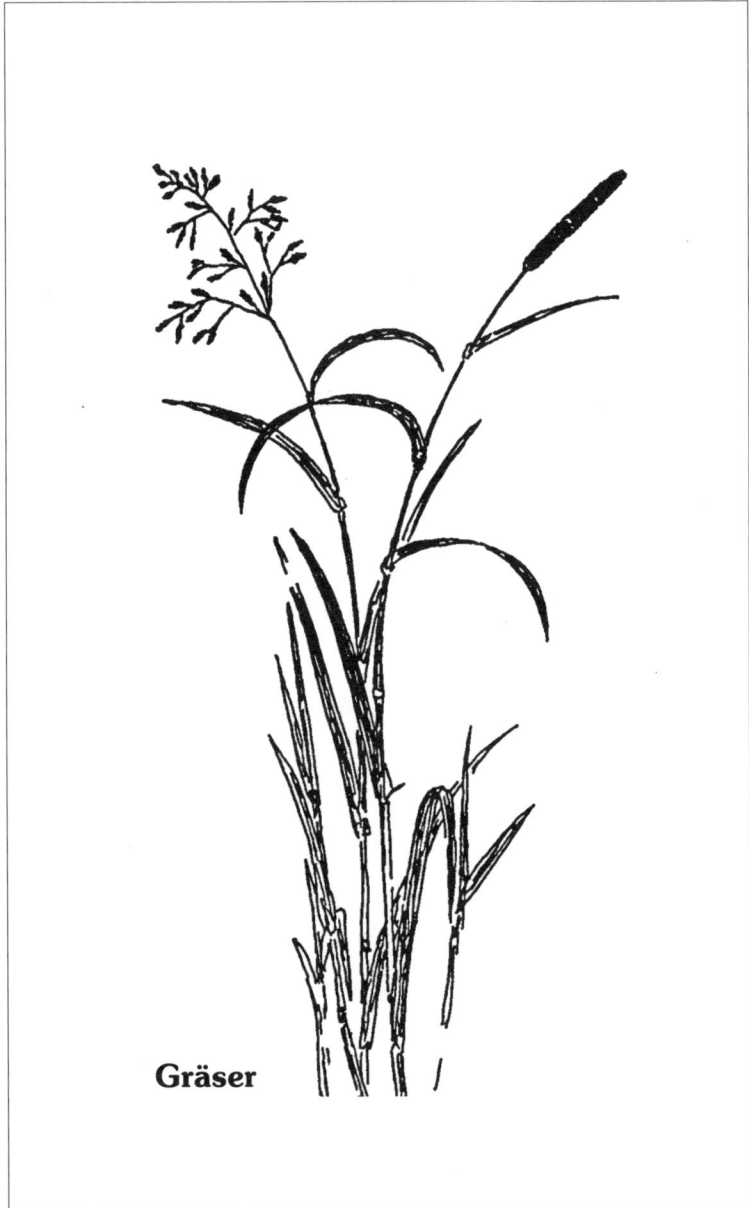

Gräser

Das Wunder der Kieselsäure

Kieselsäure, die eine wasserhaltige Verbindung von Siliziumdioxid ist, stellt eine bedeutende Ursubstanz für jeden lebenden Organismus dar. Russische Wissenschaftler im Siliziumforschungszentrum der UdSSR haben erkannt, dass kein lebender Stoff und kein Organismus ohne Kieselsäure existieren kann.

Bei den Pflanzen hat die Kieselsäure vor allem eine Aufbau- und Stützfunktion bei aufrechtstehenden Gräsern bzw. Getreiden. Sie gibt den Geweben Halt, Festigkeit und Widerstandsfähigkeit. Ein zwei Meter langer Roggenhalm hat an der Basis nur einen Durchmesser von 4 mm; trotzdem kann er gut die schwere, mit reifen Körnern besetzte Ähre tragen und lässt sich bis zur Erde herunterbiegen, ohne abzubrechen. Der Bau der schlanken Grashalme stellt eine Meisterleistung der Natur dar, die von der Technik nicht im entferntesten erreicht wird.

Auch im menschlichen Körper ist die Kieselsäure ein unentbehrliches Ordnungselement. Die Kieselsäure zusammen mit Kalk hat in erster Linie Stützfunktionen, dabei gibt die Kieselsäure vor allem die Elastizität, die Geschmeidigkeit und der Kalk die grobmaterielle Festigkeit. Kieselsäure festigt das Bindegewebe, das als Gerüst den Organismus mit feinen Verästelungen durchzieht und die einzelnen Organe umhüllt. Sie baut das Knochengerüst und die Knorpel auf, unterstützt das Wasserbindungsvermögen der Eiweißkörper im Gewebe und schafft ein gutes Funktionieren der Stoffwechselabläufe. Das Bindegewebe ist das Ur-Gewebe des menschlichen Organismus. Den Abschluss nach außen bildet die Haut, die uns wie ein Kieselmantel umschließt.

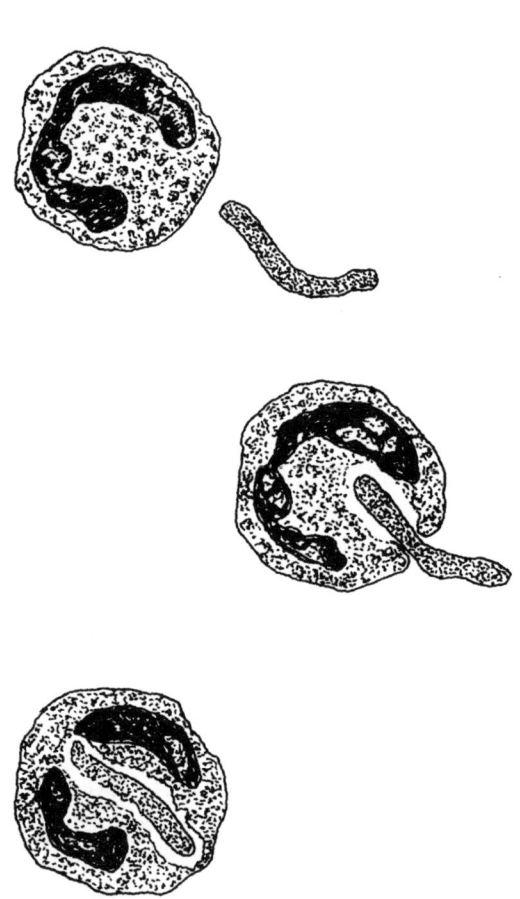

Weiße Blutkörperchen sind die Polizei des Körpers. Einige von ihnen sind Fresszellen. Sie können, wie man sieht, Krankheitserreger in ihrem Zellleib aufnehmen, verdauen und so zerstören.

Außerdem aktiviert die Kieselsäure die körpereigene Abwehrkraft. Sie fördert die Bildung der Phagozyten (Fresszellen), eine Art Gesundheitszellen im Blut und im Lymphsystem, die Viren und Bakterien vernichten und der Lymphozyten (eine besondere Art von weißen Blutkörperchen). Die beiden Zellarten sind Träger des körpereigenen Abwehrsystems und machen uns weniger anfällig für Infektions- und Umweltgifte.

Jeder junge Mensch hat einen entsprechend hohen Kieselsäuregehalt, der für einen elastischen Körper, für frische Haut, volle Haare, gesunde Zähne und schöne Nägel nötig ist. Mit zunehmendem Alter aber nimmt der Kieselsäuregehalt der Gewebe ständig ab. Dies äußert sich durch Faltenbildung der Haut, Bindegewebsschwäche, Krampfadern, Hämorrhoiden, Bandscheibenschäden, Haltungsschwächen, Durchblutungsstörungen, Schwindel, Müdigkeit, Ekzeme, Zahnschäden, Gelenkschäden, Gelenkentzündungen, Brüchigkeit der Nägel, Schwäche der Sinne und des Nervensystems und allergische Erscheinungen. Auch auf das Nervensystem hat die Kieselsäure einen weitgehenden Einfluss.

Die Kieselsäure unterliegt, wie jedes kolloidale System im menschlichen Körper, der Alterung, deshalb muss sie zugeführt werden. Sie muss unter anderem auch das Quellvermögen der Zellen erhalten. Der Körper speichert 1 mg im Liter Blut von diesem Stoff.

Leider essen die Menschen heute zu wenig kieselsäurehaltige Nahrung, oder die Nahrung stammt von mineralstoffarmen Böden, so dass der Bedarf durch die gewohnte Nahrung nicht immer gedeckt wird.

Gerade hier wird offensichtlich, wie bedeutend die Anregung des Kieselsäurestoffwechsels durch eine Ernährung mit Hirse und Hafer ist.

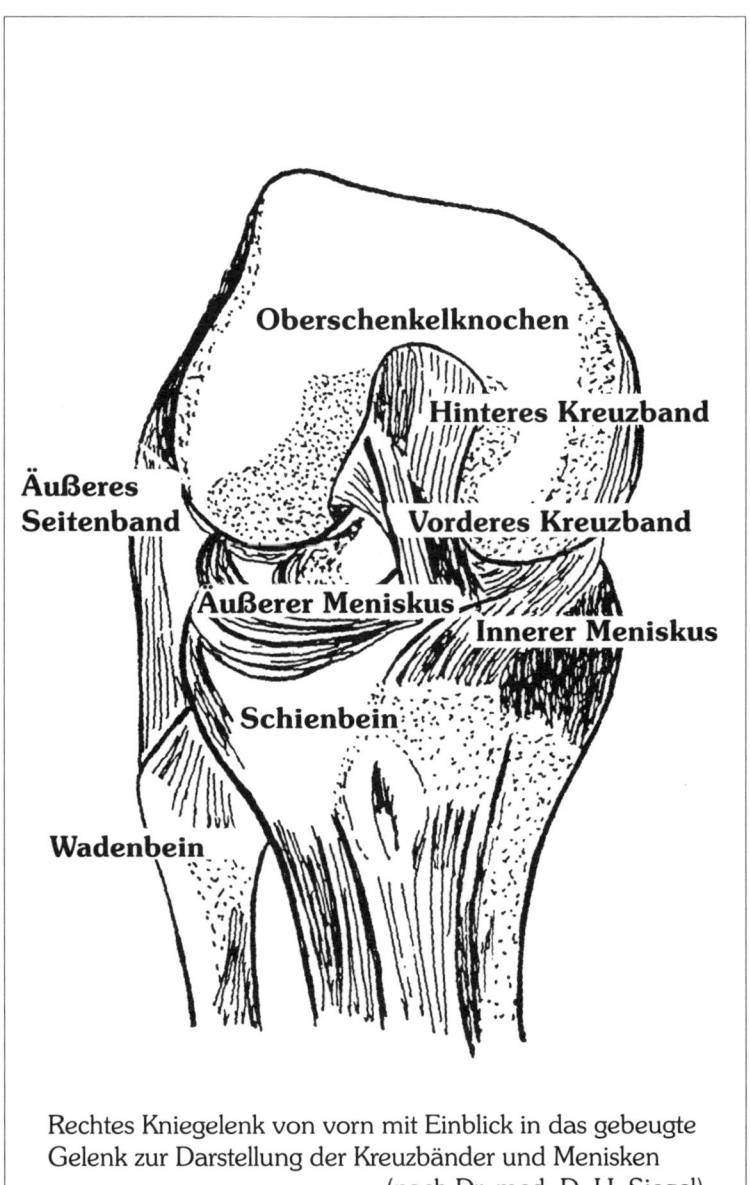

Rechtes Kniegelenk von vorn mit Einblick in das gebeugte Gelenk zur Darstellung der Kreuzbänder und Menisken
(nach Dr. med. D. H. Siegel)

Hoffnung und Hilfe bei Arthrose

Bei 75 Prozent aller Menschen über 50 Jahren und bei 90 Prozent über 70 Jahren können degenerative Gelenksveränderungen nachgewiesen werden. Etwa ein Viertel davon werden als „aktive Arthrose" behandelt. Doch die Arthrose hängt nicht unbedingt mit dem Alter oder der Abnützung zusammen. Bei der Arthrose handelt es sich um eine Stoffwechselkrankheit. Arthrosen sind vor allem ernährungsbedingte Degenerationen bzw. Entartungen von Zellen und Geweben. Dr. Bruker kommt zu dem Ergebnis, dass alle rheumatischen Erkrankungen ernährungsbedingt sind. Die Auffassung, dass Arthrosen der Ausdruck einer schicksalshaft bedingten Degeneration sind, ist nicht richtig. Wenn Arthrosen schon in jüngeren Jahren auftreten, werden sie zu einem sozialen Problem, denn viele Kranke müssen vorzeitig invalidiert werden, und es entstehen hohe Kosten für die Staatskassen.

Am meisten verbreitet sind Kniegelenksarthrosen. Die Arthrose beginnt mit einer Schädigung des Knorpelgelenks und setzt sich mit einer Entzündung und Anschwellung des Gelenks fort. Wegen der auftretenden Schmerzen wird die Arthrose oft mit Rheumatismus verwechselt. Durch den Nachweis von Rheumafaktoren im Blut und im Serum lassen sich die beiden Krankheitsbilder aber abgrenzen.

Wenn sich im Körper Schlacken und Giftstoffe, die in der Regel vor allem durch einen übermäßigen Verzehr von tierischen Eiweißen und Fetten sowie von den denaturierten Kohlenhydraten (Zucker und Mehl) herrühren, ansammeln, gelangen diese auch in die Schleimhäute der Gelenke und stören den örtlichen Stoffwechsel. Der Körper versucht, die Schadstoffe auszuscheiden und bildet Entzündungen, Gichtknoten, Schuppen, Ausfluss, Fieber oder Schweißausbrüche.

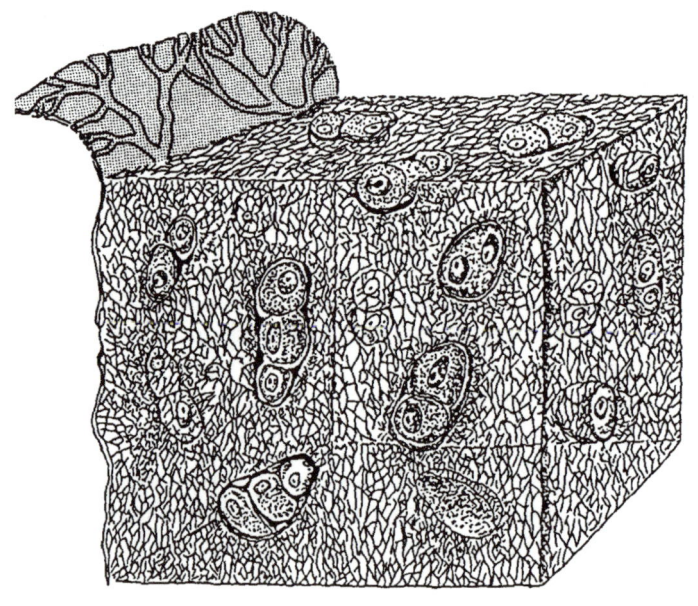

Mikrostruktur des Knorpels

Die Grundsubstanz des Knorpels besteht aus einer Verbindung von vielen Zucker- und Schleimstoffen. Daneben enthält der Knorpel noch Bündel von Collagen elastischer Fasern, die aus Eiweißstoffen aufgebaut werden. Die abgeschnittenen Knorpelzellen werden durch Lymphe ernährt, die durch den Knorpel dringt; Blutgefäße dringen nicht in den Knorpel ein.

Gelingt die Ausscheidung, geht es wieder besser. Deshalb ist eine allgemeine Entgiftung des Blutes und der Körpersäfte und eine Normalisierung des Stoffwechselgeschehens durch eine Umstellung auf eine vollwertige Ernährung unumgänglich. Sie stellt eine unserer einfachsten, aber wirkungsvollsten Waffen im Kampf gegen die Arteriosklerose und ihre Folgekrankheiten dar.

In unserem Körper bauen sich bzw. wollen sich die Gewebe früher oder später laufend neu aufbauen. Es kann aber durch einen Mineralstoff- und Spurenelementemangel, der durch eine einseitige und falsche Ernährung möglich ist, zu Regenerationsblockaden der Gelenkknorpelflächen kommen. Dadurch tritt ein langsam zunehmender Verschleiß ein, der Schmerzen verursachen und bis zur Unbeweglichkeit der Gelenke führen kann. Regenerieren sich aber die Gelenkknorpel, so kann der Gelenkbelastungsverschleiß vollständig ausgeglichen werden.

Hier haben Hirseflocken einen sehr positiven Einfluss. Die Hirseflocken werden vom Organismus leicht aufgenommen. Durch ihren hohen Mineralstoff- und Spurenelementegehalt können Mineralstoffstauungen rückgängig gemacht und Mineralienverluste ausgeglichen werden. Da die Vitalstoffe in einer ganz natürlichen und feinen Dosierung vorliegen, kann der Körpermechanismus die Regeneration einleiten. Werden dagegen massive und konzentrierte Gaben von Mineralien gegeben, tritt oft eine zunehmende Verschlimmerung der Situation ein.

Natürlich müssen die Hirseflocken in Rohkostqualität gegessen werden. Am günstigsten sind die Flocken, die durch ein Mahl- und Vollwertstabilisierungsverfahren nach Prof. Dr. med. W. Kollath hergestellt werden. Selbstverständlich kann man die rohe Hirse auch selber mahlen. Man bekommt dann ein Hirsemehl, das man, wie die Hirseflocken, Speisen und Getränken beigeben kann. Doch auch hier gilt, was bereits gesagt wurde, dass die Hirse vorher heiß abgespült und dann auf einem Tuch über einem Heizkörper oder in der Sonne getrocknet werden sollte, bevor sie gemahlen wird. Dies gilt eigentlich für jedes Getreide.

Gerade die Kieselsäure, die in der Hirse (ebenso im Hafer) reichlich vorhanden ist, bewirkt auch eine Entquellung arteriosklerotisch veränderter Gefäße und macht sie wieder elastischer; dadurch bessert sich auch die Durchblutung und zu hoher Blutdruck wird normalisiert. Gleichzeitig hemmt die Kieselsäure das Fortschreiten der Arterienverkalkung. Prof. Gotthard Schettler sprach schon Anfang der 80er Jahre davon, dass die krankhaften Gefäßveränderungen „offensichtlich rückbildungsfähig" seien. Neuerdings gelang es sogar, derartige Rückbildungen mittels spezieller Röntgenverfahren nachzuweisen (Prof. Hans Kaffarnik - Uni Marburg). Neben der Goldhirse gibt es noch die Ur- oder Braunhirse.

Die Braunhirse wird nur auf Böden in bestimmter Fruchtfolge mit hohem Leguminosenanteil kultiviert. Außerdem sind bei ihr ein boden- und umweltschonender Anbau, bedarfsgerechte Pflanzenernährung und organische Düngung Voraussetzung. Die Braunhirse wird weder geklont, genmanipuliert noch einer Hybridbehandlung oder einer Züchtung unterzogen. Durch diese ganzheitliche Arbeitsweise sind die B-Vitamine, Pantothensäure, Eisen und Fluor usw. ebenfalls in ihrer Urform enthalten.

Da die Braunhirse einschließlich ihrer Schalen mit der Zentrophan-Getreidemühle gemahlen wird, sind sämtliche Vitalstoffe in der gemahlenen Braunhirse enthalten. Man kann die gemahlene Braunhirse ins Müsli geben, aber auch in sämtliche Flüssigkeiten, wie in frisch gepressten Obst- oder Gemüsesaft, ebenso auch in Suppen und in Joghurt.

Wenn die Braunhirse zusätzlich noch fermentiert wird, können essentielle Aminosäuren sowie Vitamine (in ähnlicher Art wie bei der Herstellung von Sauerkraut) durch diesen biologischen Vorgang gewonnen werden. Durch den Fermentationsprozess wird die Braunhirse noch weiter aufgeschlossen und damit im Körper leichter verwertbar. Hirse kann, wie bereits erwähnt, mit ihren wertvollen Mineralien im Vollwert- und Rohkostzustand Knochenbeschwerden, insbesondere Arthrose an großen und kleinen Gelenken wie auch an der Wirbelsäule heilend beeinflussen. Natürlich sollte die Heilkraft der Roh-Hirse durch Naturkost und eine gesunde Lebensweise unterstützt werden.

Margarethe M. (58 Jahre) hat folgende Erfahrung gemacht: Sie verwendet seit ca. 6 Monaten täglich 1-2 Teelöffel fermentierte Braunhirse. Im November 2002 hat ihr der Arzt verschiedene Präparate (Hormone) verschrieben, da sie wie ihre Mutter bzw. Großmutter mit Osteoporose zu tun hatte.

Fazit: Nach 3 Monaten sind die üblichen Kniegelenksschmerzen, welche sie beim Treppensteigen hatte, auf einmal weg gewesen. Sie hat heute ein Gefühl im Kniegelenk, wie wenn diese geschmiert wären. Nach ca. 6 Monaten hat sie wieder eine Knochendichtemessung beim Arzt durchführen lassen. Bei dieser Messung hatte der Arzt festgestellt, dass dabei einerseits nicht nur kein Knochenschwund mehr festzustellen war, sondern ihre Knochendichte sogar zugenommen hat (ca.1 Prozent). Der Arzt meinte in diesem Zusammenhang, dass die von ihm verordneten Präparate diesen Erfolg für sie erbringen konnten, die sie jedoch nie in Anspruch genommen hat. Das heißt, dass man bei der Einnahme der Braunhirse zumindest die Knochendichte dadurch ohne "negative Nebenwirkungen" wieder stabilisieren bzw. erhöhen kann. Dies will aber nicht bedeuten, dass man seine Ernährung bzw. Lebensweise dabei nicht entsprechend berücksichtigt.

Nach der mittelalterlichen Heilkunde zu schließen wurde Hirse hoch gelobt und gilt heute als Geheimtipp für alle Menschen, insbesondere für solche in zunehmendem Alter, die an Knochen- und Gelenkschmerzen leiden.

Die Leber entzieht dem Blut LDL und wandelt Cholesterin in Gallensäuren um, die in den Darm abgegeben werden.

Den Großteil des Cholesterins synthetisiert die Leber, der kleinere kommt von der Nahrung. Die Leber schleust LDL ins Blut.

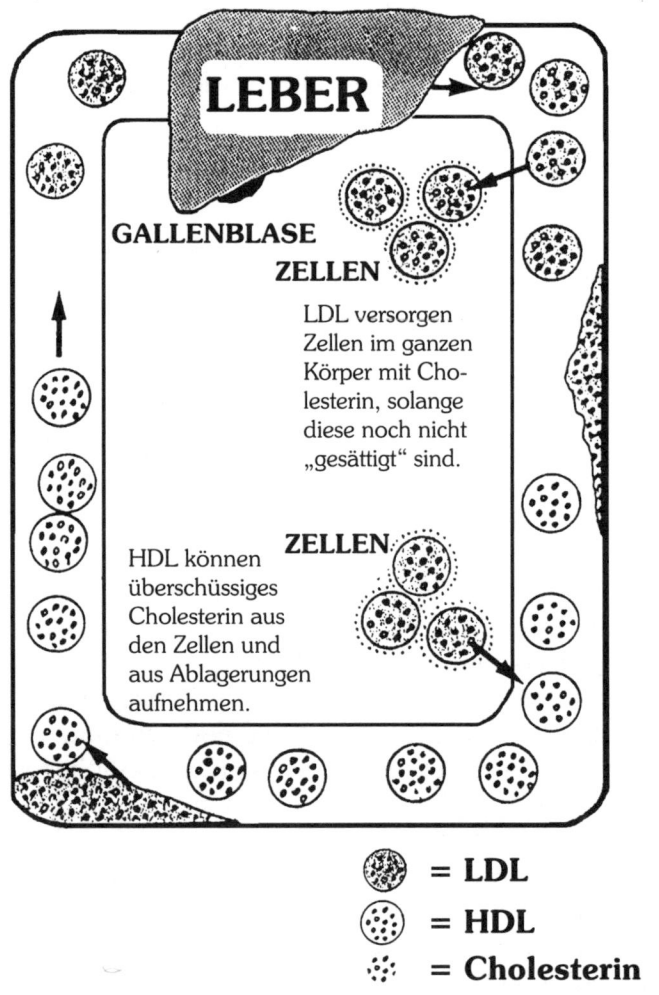

Cholesterin, HDL und LDL

Cholesterin ist ein Fettbegleitstoff, eine wachsartige, notwendige Substanz, ein Bestandteil aller menschlichen und tierischen Körperzellen. Das Wort stammt von dem griechischen Wort chole (= Galle) und stear (= Talg). Der Körper braucht Cholesterin als Baustoff für die Zellwand und für ihre Elastizität. Ebenso für die Regulierung des Transportes von Nährstoffen und Abfallstoffen durch die Zellwand. Cholesterin ist Ausgangsstoff für lebenswichtige Hormone der Nebenniere, der Keimdrüsen und für Vitamine der D-Gruppe. Cholesterin dient auch als Grundstoff für die Bildung von Gallensäure. Der Körper fabriziert hauptsächlich Cholesterin in der Leber. Zusätzlich nehmen wir auch Cholesterin mit der Nahrung auf.

Da das lipoide (fettähnliche) Cholesterin allein im Blut nicht löslich ist, muss es zu diesem Zweck an Eiweiß (Protein) gebunden werden in Form von Lipoproteinen. Diese Lipoproteine werden vom Blut überall dorthin transportiert, wo sie im Körper gebraucht werden. Nach ihrem spezifischen Gewicht und ihrer jeweiligen Zusammensetzung werden sie unterschieden. Da gibt es das HDL = High Density Lipoproteins, also hohe Dichte der Lipoproteine bzw. Fetteiweißkomplexe mit geringem Cholesterinanteil (20 Prozent) und LDL = Low Density Lipoproteins, also niedere Dichte der Lipoproteine bzw. Fetteiweißkomplexe mit hohem Cholesterinanteil (42 Prozent). HDL wird das gute Cholesterin genannt, denn es transportiert das überschüssige LDL in die Leber zurück, also von den Zellen weg, während die LDL-Verbindungen das Cholesterin zu den Zellen der Gefäßwände hinbringen, solange diese noch nicht „gesättigt" sind. Je mehr HDL im Blut zirkulieren, desto mehr überflüssiges Cholesterin können sie also „einsammeln" und unschädlich machen.

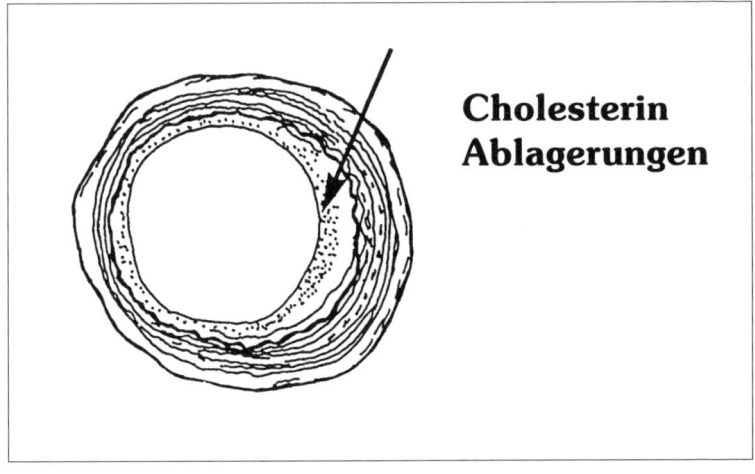

Cholesterin Ablagerungen

Cholesterin dient vor allem als Schmieröl für die Arterien. Durch die Auskleidung mit Cholesterin bleiben die Arterienwände von den Blutströmen unangetastet. Cholesterin sorgt für die Geschmeidigkeit der Arterien. Cholesterin zirkuliert im Blut genau in der Konzentration, die von den Zellen entlang der Arterienwände aufgenommen wird. Wenn die Zellen verbraucht sind, werden sie mit dem Cholesterin abgestoßen und vom Körper ausgeschieden, während neue Zellen wachsen, die aus dem Blut neues Cholesterin absorbieren. Auf diese Weise vollzieht sich ein ständiger Cholesterinaustausch, der immer auf einem bestimmten Stand gehalten wird. Wenn dieses Gleichgewicht gestört wird, kann sich die Gesamtkonzentration im Blut erhöhen. Was aber stört dieses Gleichgewicht?

Die meisten Bewohner der Industrienationen verzehren gewohnheitsmäßig zu viel Fett, teilweise bis zum Doppelten des Tagesbedarfs. Besonders tierische Fette erhöhen die Anteile der Fetteiweißkomplexe niedriger Dichte (LDL) im Blut. Das Gleiche bewirken auch natürliche Fette durch Überhitzung. Fett verändert sich, sobald es stark erhitzt wird. Noch größer ist die Gefahr, wenn Fette zusammen mit anderen Stoffen wie Stärke (Pommes frites) in ihrer Struktur verändert werden, dann kann die Leber daraus kein einwandfreies Cholesterin mehr aufbauen. Das so veränderte Cholesterin eignet sich nicht mehr zu einer natürlichen Auskleidung der Arterienwände und versagt seinen Dienst nach kurzer oder längerer Zeit. Die Arterienwände verlieren ihre Elastizität und verengen sich. Gefäßveränderungen mit Cholesterineinlagerungen können sogar bis zur Verstopfung der Blutgefäße führen, entweder an Ort und Stelle oder durch Blutgerinnsel.

Gesättigte oder ungesättigte Fette sind für den Körper am schädlichsten, wenn sie als Back- oder Kochfett verwendet werden, das heißt mit anderen Nahrungsmitteln, besonders mit Stärke, erhitzt werden. Bratkartoffeln, Krapfen, Pfannkuchen, Kartoffelchips, Back- und Konditorwaren, sie alle tragen zum veränderten Cholesterin bei.

Obwohl der Körper ein wunderbarer Mechanismus ist, kann er doch nicht gesundes Gewebe aus einer Nahrung aufbauen, die denaturiert und verfälscht worden ist. Auf gebratene Gerichte sollte man deshalb weitgehend verzichten.

Fette und Lebensmittel tierischer Herkunft enthalten hohe Anteile an gesättigten Fettsäuren und mehr Cholesterin, als Lebensmittel pflanzlicher Herkunft. Dies bedeutet Einschränkung im Verzehr tierischer Fette und Bevorzugung von schonend behandeltem Öl, Verminderung der Gesamtfettzufuhr von maximal täglich 60 g. Cholesterinhaltige Nahrungsmittel, wie Eier, sollten weitgehend gemieden werden.

57 Prozent aller Bundesbürger haben einen zu hohen Cholesterinspiegel. Bei erhöhtem Cholesterinspiegel lagert sich Cholesterin an den Wänden der Blutgefäße ab, dadurch verengen sich die Adern. Zuerst sind Durchblutungsstörungen die Folge und anschließend Arterienverkalkung. Ein erhöhter Cholesterinspiegel macht sich nicht durch Schmerzen bemerkbar.

Speziell bei Frauen über 50 Jahren kommt es infolge hormoneller Veränderungen zu einer Verschlechterung des Cholesterinprofils (Anstieg des LDL und Absinken des HDL).

Ein Serumcholesterinspiegel von 180-200 mg/100 ml Blut ist wünschenswert. Übersteigt der Wert 200 mg/100 ml Blut, wird eine fettarme Ernährung ohne fettes Fleisch und Wurst, ohne isolierte Kohlenhydrate (Zucker, Mehl, Kuchen, Schokolade usw., ohne Sahne, Eier usw.) empfohlen.

James Anderson, Professor an der Universität Kentucky, hat herausgefunden, dass Arbeiter in Hafermühlen einen niedrigen Cholesterinspiegel hatten. Der Grund: sie aßen viel Hafer, den sie preiswert bekamen. Ihm gelang der Nachweis, dass Haferkleie die gefährlichen LDL-Blutfettwerte um 36 Prozent reduziert und die „guten" HDL-Werte um 82 Prozent erhöhen kann.

Die cholesterinsenkende Wirkung der Haferkleie kommt davon her, dass sie Cholesterin im Dünndarm an die Faserstoffe bindet. Dadurch gelangt weniger Cholesterin ins Blut und in die Leber zurück. Das Cholesterin wird mit den Faserstoffen ausgeschieden.

So ist die Leber genötigt, Cholesterin aus dem Blut zu nehmen, um Gallensäure aufzubauen. Dadurch sinkt der Cholesterinspiegel.

Professor Peter Schwand, München, berichtet im Ärztemagazin „Selecta", dass durch den Verzehr von 100 g Haferkleie täglich bei Patienten innerhalb von drei Wochen das Gesamt- und das schädliche LDL-Cholesterin um 23 Prozent gesenkt wurde. Diese Wirkung sei auf das Beta-Glukan in der Haferkleie zurückzuführen. Weizenkleie habe keinen Einfluss auf das Gesamt- und LDL-Cholesterin. Mit getrockneten Bohnen hingegen konnte eine ähnlich günstige Wirkung wie mit Haferkleie erzielt werden. Auch die ungesättigten Fettsäuren im Hafer (84 Prozent bei einem Gesamtfettgehalt von 5,5 Prozent) wirken cholesterinsenkend.

Auch dadurch, dass die löslichen Faserstoffe die Bildung von Gallensäure anregen, deren Ausgangsstoff Cholesterin ist, gelangt weniger Cholesterin ins Blut. Gleichzeitig steigt der Anteil des guten, des HDL-Cholesterins. Es kommt zur besseren Zusammensetzung der Blutfette.

Sicher lässt sich der Einfluss auf den Cholesterinspiegel nicht allein auf einen Wirkfaktor zurückführen, er ergibt sich aus dem Wechselspiel verschiedener Lebensmittel-Inhaltsstoffe, bzw. Vitalstoffe.

Eine abwechslungs- und ballaststoffreiche Vollwert-Ernährung mit viel Obst, Gemüse und Getreideprodukten wirkt sich nicht nur auf den Cholesterinspiegel günstig aus, sondern auch auf das Gesamtbefinden und die Gesundheit.

Ausreichende Bewegung fördert offensichtlich auch die Bildung der HDL im Blut und verringert die LDL-Werte. Ein Mindestmaß an körperlicher Aktivität gehört auch zur Cholesterinsenkung.

Diese Tabelle zeigt das Ideal-Gewicht für Frauen

Größe	Knochenbau leicht	mittel	schwer
1,47	46,3 kg-50,4 kg	49,5 kg-54,9 kg	53,5 kg-59,4 kg
1,49	46,7 kg-51,3 kg	50,4 kg-55,8 kg	54,5 kg-60,8 kg
1,52	47,2 kg-52,2 kg	51,3 kg-57,2 kg	55,4 kg-62,2 kg
1,55	48,1 kg-53,5 kg	52,2 kg-58,5 kg	56,7 kg-63,5 kg
1,57	49,0 kg-54,9 kg	53,5 kg-59,9 kg	58,1 kg-64,9 kg
1,60	50,4 kg-56,3 kg	54,9 kg-61,3 kg	59,4 kg-66,7 kg
1,62	51,7 kg-57,6 kg	56,3 kg-62,6 kg	60,8 kg-68,5 kg
1,65	53,1 kg-59,0 kg	57,6 kg-64,0 kg	62,2 kg-70,3 kg
1,67	54,5 kg-60,4 kg	59,0 kg-65,3 kg	63,5 kg-72,2 kg
1,71	55,8 kg-61,7 kg	60,4 kg-66,7 kg	64,9 kg-74,0 kg
1,73	57,2 kg-63,1 kg	61,7 kg-68,1 kg	66,3 kg-75,8 kg
1,75	58,5 kg-64,4 kg	63,1 kg-69,4 kg	67,6 kg-77,2 kg
1,77	59,9 kg-65,8 kg	64,4 kg-70,8 kg	69,0 kg-78,5 kg
1,80	61,3 kg-67,2 kg	65,8 kg-72,2 kg	70,3 kg-79,9 kg
1,83	62,6 kg-68,5 kg	67,2 kg-73,5 kg	71,7 kg-81,2 kg

Diese Tabelle zeigt das Ideal-Gewicht für Männer

Größe	Knochenbau leicht	mittel	schwer
1,57	58,1 kg-60,8 kg	59,4 kg-64,0 kg	62,6 kg-68,1 kg
1,60	59,0 kg-61,7 kg	60,4 kg-64,9 kg	63,5 kg-69,4 kg
1,62	59,9 kg-62,6 kg	61,3 kg-65,8 kg	64,4 kg-70,8 kg
1,65	60,8 kg-63,5 kg	62,2 kg-67,2 kg	65,3 kg-72,6 kg
1,67	61,7 kg-64,4 kg	63,1 kg-68,5 kg	66,3 kg-74,4 kg
1,70	62,6 kg-65,8 kg	64,4 kg-69,9 kg	67,6 kg-76,2 kg
1,72	63,3 kg-67,2 kg	65,8 kg-71,2 kg	69,0 kg-78,1 kg
1,75	64,4 kg-68,5 kg	67,2 kg-72,6 kg	70,3 kg-79,9 kg
1,77	65,3 kg-69,9 kg	68,5 kg-74,0 kg	71,7 kg-81,7 kg
1,80	66,3 kg-71,2 kg	69,9 kg-75,3 kg	73,1 kg-83,5 kg
1,83	67,6 kg-72,6 kg	71,2 kg-77,2 kg	74,4 kg-85,3 kg
1,85	69,0 kg-74,4 kg	72,6 kg-79,0 kg	76,2 kg-87,1 kg
1,88	70,3 kg-76,2 kg	74,4 kg-80,8 kg	78,1 kg-89,4 kg
1,90	71,7 kg-78,0 kg	75,8 kg-82,6 kg	79,9 kg-91,7 kg
1,93	73,5 kg-79,9 kg	77,6 kg-84,9 kg	82,1 kg-94,0 kg

(Quelle: Prof. Dr. med. Gotthard Schettler,
„Der Mensch ist so jung wie seine Gefäße", Piper 1985)

Zu beachten ist aber, dass Stress, der durch Überanstrengung, durch berufliche oder private Sorgen, Probleme und Konflikte entsteht, die Gefäße verkrampfen und die Blutfettwerte bis zu 40 Prozent erhöhen kann. Deshalb gehört zur Regulierung des Blutcholesterinspiegels auch der Abbau aller unnötigen Stressfaktoren im Alltag.

Sehr oft hängt ein zu hoher Cholesterinspiegel mit einem erhöhten Körpergewicht zusammen. Hier sollte als erste Maßnahme das Normalgewicht angestrebt werden.

Heute wird nach dem Body Mass Index (BMI) das Körpergewicht bewertet. Es berechnet sich aus dem Körpergewicht, geteilt durch die Körpergröße im Quadrat. (kg/m2) Z.B. Körpergröße 160 cm und Körpergewicht 60 kg = 60: 1,60 m = 37,5 : 1,6 m = 23,4 BMI

BMI Werte für verschiedene Altersgruppen

Alter	BMI
19-24 Jahre	19-24
25-34 Jahre	20-25
35-44 Jahre	21-26
45-54 Jahre	22-27
55-64 Jahre	23-28
> 64 Jahre	24-29

BMI-Klassifikation (nach DGE, Ernährungsbericht 1992)

Klassifikation	m	w
Untergewicht	<20	<19
Normalgewicht	20-25	19-24
Übergewicht	25-30	24-30
Adipositas	30-40	30-40
massive Adipositas	>40	>40

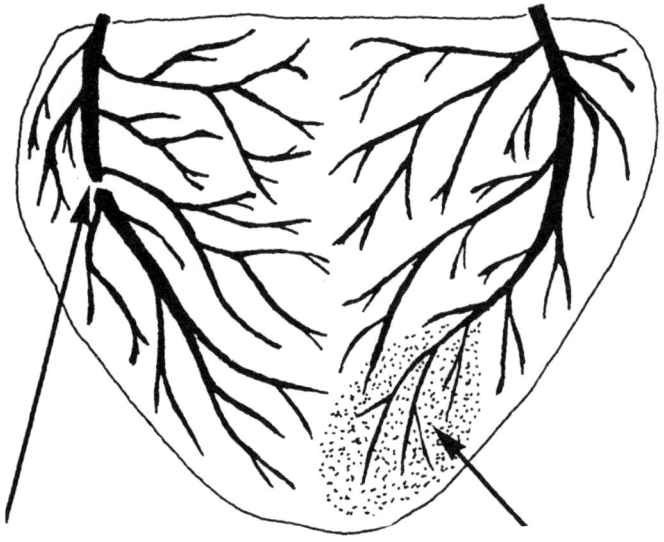

Schemazeichnung, aufgeklapptes Herz von außen

(nach Dr. med. B. Kern)

Vermeiden Sie die Säurekatastrophe

Erst im letzten Jahrzehnt sind, nach Ausführungen und Erfahrungen von Dr. med. Berthold Kern in Stuttgart, interessante Ergebnisse bekannt geworden, die ein neues Licht auf die Ursachen von Herzinfarkt und Schlaganfall legen.

Wenn sich gewisse Arterien tatsächlich an bestimmten Stellen im Körper verschließen, dann sucht der Körper neue Möglichkeiten, damit eine Umleitung funktionieren und der Blutstrom weiter in einer neuen Bahn strömen kann. Wo auch immer eine Stelle verschlossen wird, strömt das Blut auf Umwegbahnen, die sich dafür entsprechend anpassen können. Hunderte von Anschlussverbindungen vereinigen die Arterienstrecken zu einem integrierten Gesamtnetz.

Dieses Standardverhalten des Arteriennetzes setzt natürlich voraus, dass auch die Kapillaren, die feinen und feinsten Blutgefäße des Versorgungsgebietes mit normaler Beschaffenheit, normal arbeiten und gesund sind. Nach Alexis Carrel, der 1912 den Nobelpreis für Medizin erhielt, umfasst der gesamte Blutkreislauf, einschließlich Venen und Kapillaren, eine Wegstrecke von annähernd 100 000 Kilometern.

In den Kapillaren (Haargefäßen) vollzieht sich der eigentliche Stoffwechsel. Die vom Blut zugebrachten Nahrungsstoffe sollen durch ihre Wände hindurch in die Gewebe dringen und unter Mitwirkung des ebenfalls vom Blut bzw. vom Hämoglobin zugeführten Sauerstoffs oxidieren und von den Zellen in Körpersubstanz umgewandelt werden. Die im Gewebe entstehenden Stoffwechselprodukte sollen umgekehrt wieder durch die Kapillarwände ins Blut gehen, um den Ausscheidungsorganen zur Entfernung aus dem Körper zugebracht zu werden.
Wie der langsam dahinströmende Fluss seinen Schmutz als

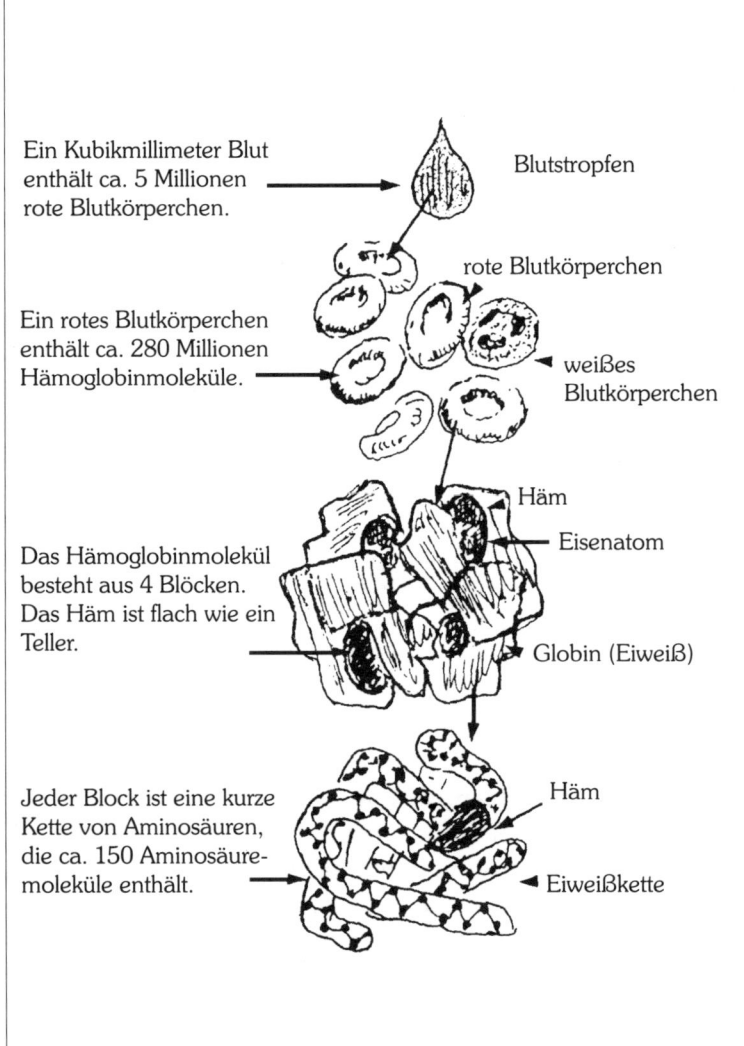

Stark schematisiertes Hämoglobinmolekül

Schlamm auf den Boden und an den Ufern ablagert, so legt das Blut seine Gifte an den Wänden der Blutgefäße ab und verschlammt sie, freilich in unbeschreiblich geringerem Maße. Hier wird ersichtlich, wie wichtig es ist, dass wir täglich genügend Wasser trinken, damit die Abfallprodukte und die Gifte ausgeschieden werden können.

In den Kapillaren sind die roten Blutkörperchen, die Erythrozyten. Dies sind flache Scheiben, die den Durchmesser von etwa 7-7,5 Mikron haben {1 Mikron $=^1/_{1000}$ mm}. Die Kapillaren selbst können einen Durchmesser von nur 3,4 bis 4 Mikron haben. Die Blutkörperchen haben eine enorme Flexibilität (Biegsamkeit) und können sich verformen und in Hütchenform oder wie Geschosse durch die Kapillaren hindurchschlüpfen und das Gewebe mit Sauerstoff und Nährstoffen versorgen.

Ein rotes Blutkörperchen enthält ungefähr 280 Millionen Hämoglobinmoleküle. Hämoglobin ist ein zusammengesetzter Eiweißkörper mit dem Farbstoffanteil Häm und dem Eiweißanteil Globin. Die Funktion besteht darin, durch die Atmungsorgane Sauerstoff aufzunehmen und an die Orte des Verbrauchs im Körpergewebe abzugeben; ebenso auch das dort gebildete Kohlendioxid aufzunehmen und es den Atmungsorganen zuzuführen, durch die es nach außen abgegeben wird. Ein Molekül Blutfarbstoff Hämoglobin, das vier Atome zweiwertigen Eisens enthält, bindet ein Molekül Sauerstoff.

Die roten Blutkörperchen schwimmen im Blut für die Dauer von etwa 120 Tagen; dann werden sie abgebaut und durch neue Zellen ersetzt. Um die alt gewordenen Blutkörperchen zu ersetzen, muss das Knochenmark jeweils über zwei Millionen Erythrozyten (griech. erythros = rot) pro Sekunde ausstoßen.

Die roten Blutkörperchen sind nicht nur die zahlreichsten Zellen einer Art, sondern auch die kleinsten. Ihre Kleinheit und Elastizität erlauben es ihnen, noch die feinsten Kapillaren zu passieren.
Eine normale Fließfähigkeit haben die Erythrozyten aber nur im basischen Milieu. Schon bei geringer Säuerung büßen sie stark an Verformbarkeit ein und bei weiterer Säuerung kommt eine Azidosestarre, also eine Säurestarre der Erythrozyten.
Unser Blut besteht zu einem Fünftel aus Säuren und zu vier Fünfteln aus Basen. Das Säure-Basen-Spiel ist eines der großen Wunder der Natur und spielt im Haushalt der Lebewesen eine alles überragende Rolle.
Wenn man arteriell den pH-Wert des Blutes bei 37 °C misst (der pH-Wert ist die Messzahl für die Wasserstoffionen-Konzentration einer wässrigen Lösung), dann wird man immer pH-Werte finden, die zwischen 7,37 und 7,43 liegen (nach Schmidt/Thews „Physiologie des Menschen", Springer 1987). Die pH-Skala geht von pH 1 bis pH 14. Von pH 1 bis pH 7 handelt es sich um saure Lösungen, pH 7 ist neutral und von pH 7 bis pH 14 handelt es sich um basische Lösungen. Je niedriger der pH-Wert, desto saurer, und je höher, desto alkalischer sind die Lösungen. Der normale pH-Wert des Blutes entspricht mit pH 7,37 bis 7,43 einer schwach basischen Reaktion.
Der Körper ist bemüht, diesen Wert mit allen Mitteln aufrechtzuerhalten, so wie er auch die Körpertemperatur zwischen 36 Grad und 37 Grad C hält. Der Körper versucht, ständig einen etwaigen Säureüberschuss durch Regulations- und Pufferreaktionen unbedingt auszugleichen. Der Blut-pH-Wert ist also bei etwa 7,4 leicht basisch (alkalisch), der Gewebe-pH-Wert bei etwa 6,9 leicht sauer. Schon ein halber bis ganzer pH-Wert-Unterschied führt zum Gewebeuntergang durch Übersäuerung (Azidose).

Die Kost, die wir gewöhnt sind, besteht zum großen Teil aus säurebildenden Nahrungsmitteln. Dadurch wird der Säuregehalt des Blutes vergrößert; außerdem ist noch folgendes zu beachten:

Die Basen sind im Wasser leicht löslich. Einschlägige Säuren dagegen sind im Wasser schwer löslich. Beim Kochen werden daher die Basen ausgeschwemmt, die Säuren bleiben zurück.

Einen sehr hohen Basenüberschuss hat das nicht gekochte Gemüse, also diejenigen Pflanzen, die wir roh als Frischsalate verzehren.

Prof. Eppinger in Wien stellte schon vor dem Zweiten Weltkrieg fest, dass das Blut der Österreicher, die sich mit der normalen Volkskost ernährten, im Alter von 35 Jahren völlig mit Säuren übersättigt war. Er nannte diesen Zustand Blutrheuma, das Vorstadium der meisten Stoffwechselkrankheiten.

Die Übersäuerung des Blutes ist ein Hauptproblem, mit dem der Körper nicht fertig werden kann, wenn wir uns nicht entsprechend ernähren. Nehmen wir nämlich ständig zu viel säurespendende Nahrung zu uns, bleiben die Säureüberschüsse im Blut, die erst ausgeschieden werden, wenn sie durch eine neue Basenzufuhr neutralisiert werden. Deshalb sollten säurebildende Nahrungsmittel zusammen mit basenbildenden Speisen genossen werden. Ist dies aber nicht der Fall, dann sucht der Körper mit allen ihm zur Verfügung stehenden Mitteln, des Säureüberschusses Herr zu werden. Er wendet dabei einen Kunstgriff an, indem er aus dem Eiweiß der zugeführten Nahrung die Base Ammoniak herstellt und damit die Säuren absättigt. Bei diesem Prozess kann er natürlich auch das körpereigene Eiweiß angreifen. Leider entstehen bei dieser körpereigenen Ammoniakherstellung auch schädliche Stoffwechselrückstände, vor allem Harnsäure.

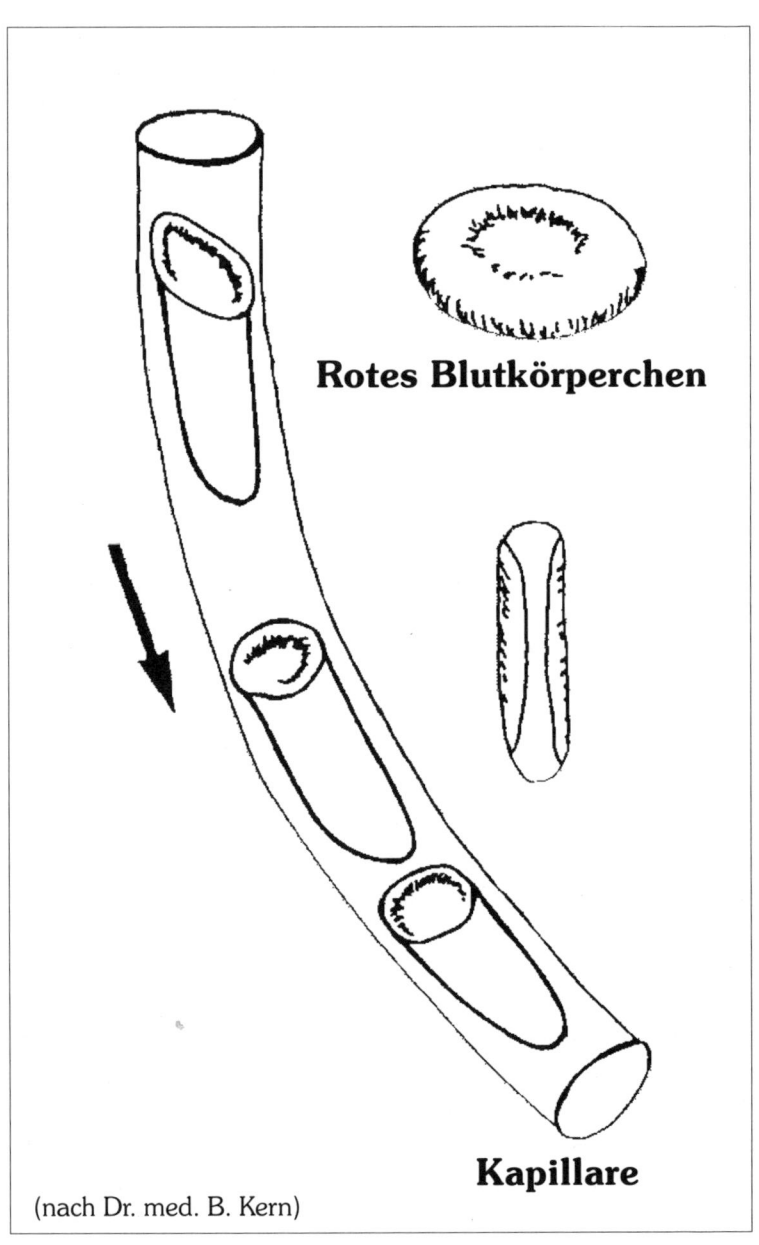
(nach Dr. med. B. Kern)

Weitere wichtige Puffersysteme sind: Kohlensäure-Bicarbonat-Puffer, Phosphat-Puffer, Hämoglobin-Puffer und Proteinat-Puffer. Die Säure, die nicht neutralisiert und ausgeschieden werden kann, wird in Geweben, Muskeln, Sehnen, Nerven, Knochen und Organen abgelagert. Gallensteine, Nierensteine, Blasensteine sind Notmaßnahmen, um solche überschüssige Säuren zu deponieren.

Sicher kann man sagen, dass wir besonders durch den Genuss denaturierter, bzw. leerer Kohlenhydrate (Zucker, Mehl) zu viel säurebildende Lebensmittel essen. Wenn man jung ist, merkt man dies weniger, aber mit zunehmendem Alter wird der Stoffwechsel stärker sauer. Deshalb ist im Alter ein besonderes Ernährungsbewusstsein erforderlich.

Wenn das Gewebe sauer geworden ist, beispielsweise im Gehirn, in den Beinen oder im Herzen, dann wird das Kapillarblut, das hindurchfließt, auch gesäuert. Dadurch werden die Erythrozyten, die roten Blutkörperchen, starr und steif und können sich nicht mehr verformen. Sie klemmen sich fest und die Kapillare ist gesperrt, blockiert. Wenn das nicht nur bei einer Kapillare geschieht, sondern im ganzen Gewebe, dann geht das Gewebe zugrunde. Es ist kein Verschlusstod der Arterie, sondern ein Säuretod des Gewebes, der zum Herzinfarkt, zum Schlaganfall führt. Der Schlaganfall ist eine Säurekatastrophe im Gehirn, während der Herzinfarkt eine Säurekatastrophe des Herzens ist.

Eine ernährungsbedingte Übersäuerung sollte „theoretisch" durch Änderung der Kostgewohnheiten behoben werden können. Hierfür gilt, was bereits im Kapitel über Cholesterin gesagt wurde. Alkalisieren kann man grundsätzlich durch Mineralien. Vor allem ältere Menschen sollten auf eine Entsäuerung ihres Blutes bedacht sein. Hier erweisen sich u.a. auch Hafer, Hirse und Braunhirse, wie bereits mehrfach ausgeführt, als wertvolle Mineralienträger und damit als Hilfe zur Entsäuerung der Gewebe.

*Es ist nicht genug
zu wissen:
man muss es auch
anwenden;
es ist nicht genug
zu wollen:
man muss es auch
tun.*
   Goethe

Schlussgedanken

In den bisherigen Kapiteln wurden die Inhalts- und Heilstoffe von Hafer und Hirse weitgehend besprochen. Zusammenfassend kann nochmals wiederholt werden: Hirse und Hafer enthalten sehr viele Mineralstoffe, Spurenelemente und Wirkstoffe, von denen viele noch gar keinen Namen haben. In erster Linie enthalten sie aber, wie bereits gesagt, Kalzium, Kieselsäure, Eisen, Phosphor, Kalium, Fluor sowie den Superkatalysator Magnesium, Eiweiß, Fett und Kohlenhydrate, welche mit Sicherheit am Aufbau unseres Skeletts (Knochen und Knorpel) und anderem beteiligt sind. Hier sind die Mineralstoffe, Spurenelemente und Wirkstoffe in einer feinen, fast homöopathischen Form vorhanden, welche ein Wiedergesunden von Knochen und Knorpeln in optimaler Weise ermöglicht.

Ebenso wirken sich Hafer und Hirse sehr günstig auf das Säure-Basen-Verhältnis aus, denn die Mineralien haben Reglerwirkungen auf den Säure-Basen-Haushalt. So kann jeder nach der Erkenntnis und dem jeweiligen Bedürfnis sich selbst auf die verschiedenen Möglichkeiten, die gegeben sind, einstellen. Man kann, wie schon erwähnt, Hirseflocken, Braunhirse, fermentierte Braunhirse, Haferflocken, Haferkleie usw. in Suppen, zu Gemüsen und in verschiedenen Müslis verwenden. Es gibt sehr viele Rezepte über Anwendungsmöglichkeiten von Hafer und Hirse.

Ein Rezept zur vorsorglichen Selbsthilfe könnte dieses sein: Drei Teelöffel Hirse oder fermentierte Braunhirse und zwei Teelöffel Haferkleie mit einem geriebenen Apfel vermengen und dieses als Vorspeise, als kleines Frühstück oder als Beigabe zum Frühstück oder als Zwischenmahlzeit verwenden.

Apfel 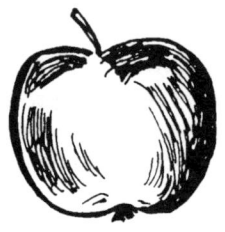 11 mg Vitamin C

Apfelmus 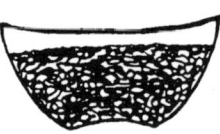 2 mg Vitamin C

Apfelsaft 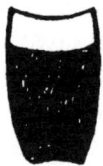 1 mg Vitamin C

Vitamin C - Verluste durch Verarbeitung

Hier haben wir, neben den ausgezeichneten Wirkungen von Hafer und Hirse, auch noch zusätzlich einen hohen Vitamin-C-Anteil vom Apfel.

Der Apfel enthält etwa 11 mg Vitamin C, auch Vitamin A, B_1 und B_2, außerdem Pflanzenfasern, Eiweißstoffe, Zucker, Gummi, Chlorophyll, Phosphor, Kalk usw. Selbst der schwächste Magen verträgt den Apfel.

Gerade das Vitamin C spielt beim Abbau des hohen Cholesterinspiegels auch eine beträchtliche Rolle. Außerdem sollen Äpfel bei Rheuma und Gicht helfen und die Aufnahme von Eisen aus der Nahrung um 50 Prozent steigern. Vitamin C ist beim Aufbau und der Instandhaltung von Knorpelleim bzw. Kittsubstanz (Collagen) beteiligt. Die Klebemasse hält alle Zellen unseres Körpers zusammen. Sie wird gebraucht zur Entwicklung der Blutgefäße, Knochen, Zähne, Gefäßwände, der Knorpel und anderer Körpergewebe.

Bei Vitamin-C-Mangel werden die Gefäßwände beschädigt, wobei die Haargefäße (Kapillaren) brüchig werden. Der Körper selbst kann kein Vitamin C erzeugen, er nimmt nur die von ihm benötigte Menge auf und scheidet den Rest aus. Vitamin C nimmt eine Schlüsselstellung im Abwehrmechanismus des Körpers ein und ist auch für die gute Sehkraft wichtig.

1961 veröffentlichte Prof. Ancel Deys, Minneapolis, eine Arbeit, gemäß welcher der Genuss von zwei Äpfeln pro Tag wesentlich dazu beiträgt, dem Herzinfarkt vorzubeugen. Die darin enthaltenen 15 g Pektin genügen, um den Blutcholesterinspiegel deutlich zu senken (20 Prozent).
Sehr zu empfehlen ist, bei einem hohen Cholesterinspiegel dreimal täglich drei Esslöffel Haferkleie mit Keim, möglichst mit genügend Flüssigkeit einzunehmen. Haferkleie mit Keim schmeckt, wie Hirseflocken, Braunhirse oder fermentierte Braunhirse, zu Müsli, Obst- und Fruchtsaft.

Es sollten also in die tägliche Kost nach Möglichkeit Nahrungssubstanzen einbezogen werden, welche die Arbeit der Leber direkt unterstützen, und die in der Lage sind, die wichtigen HDL-Körper unseres Blutes, diese permanente Reparatur- oder Reinigungskolonne, zu fördern.

Nur 10 von 100 000 Japanern erlitten einen Herzinfarkt. In Deutschland sind es 600 auf 100 000. Die Kost besteht in Japan traditionell aus Vegetabilien, aus Reis, Sojaprodukten, faserreichen Gemüsen und auch aus fermentativ (d.h. unter Einwirkung von nützlichen Mikroorganismen, Hefe oder Bakterien) veränderten Lebensmitteln, z.b. Miso, Tempeh usw.

Das nationale Gesundheitsinstitut der Vereinigten Staaten stellte kürzlich fest: „Es erweist sich immer klarer, dass der Risikofaktor Ernährung den Eckstein der therapeutischen und vorsorglichen Maßnahmen bildet."

So gibt es vielerlei Möglichkeiten für jeden, die im menschlichen Körper vorhandenen Abwehr- und Selbstheilkräfte durch richtige Wahl der Nahrungsmittel zu stärken.

Wie bereits gesagt, wirkt sich eine vollwertige und faserstoffreiche Ernährung mit viel Obst, Gemüse und Getreideprodukten nicht nur auf das Säure-Basenverhältnis und den Blutcholesterinspiegel günstig aus, sondern sie hilft uns auch, die eigene Gesundheit zu erhalten oder sie wieder herzustellen.

Möge dieses Buch hierzu Anregungen geben.

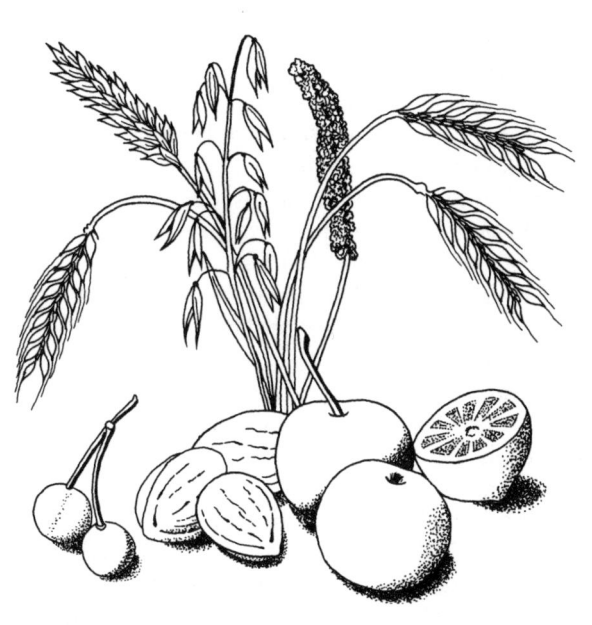

Literaturverzeichnis

AID, 1194/1988, Verbraucherdienst, Bonn
Bautz, P. M., Dr. med.: Krankheiten unserer Zeit, ihre Erkennung
und Bekämpfung,
Fackelverlag, Olten, Stuttgart, Salzburg
Besseres Leben, Juli 1987, Eine Chance für Herz und Gefäße,
besser leben Verlag, Plüderhausen
Bieler, Henry, Dr.: Richtige Ernährung, deine beste Medizin.
Hermann Bauer Verlag, Freiburg
Brauchle, Alfred, Prof.: Das große Buch der Naturheilkunde,
Mosaik Verlag, Gütersloh
Brecht, Eduard, A.: Deine Ernährung ist dein Schicksal,
Brecht Verlag, Karlsruhe
Brechts Kochrezepte, Dez./Jan. 1974:
Der Hafer, unser vollkommenstes Nahrungsmittel -
Wieder Freundschaft mit der Hirse.
Brecht Verlag, Karlsruhe
Caspary, Bettina, Dipl. oec. trop.: Die Haferkleie-Kur,
Natur und Gesundheit Verlag, Bruckmühl
Fortschritt für Alle, Nr. 45, 2. Qu. 1990, Dr. med. Berthold Kern:
Verhütung von Herzinfarkt,
Fortschritt für Alle Verlag, Feucht
Geo Wissen, Nr. 1, Nahrung und Gesundheit, 5.3.1990,
Gruner & Jahr & Co Verlag, Hamburg
Günther, Winfried: Lebensbuch, Biologische Ernährung von A-Z,
Bruno Martin Verlag, Salzhausen
Günter, Ernst: Ohne Krankheit leben
E. Günter Verlag, Thörigen / Schweiz
Hirse Information, Schälmühle Zwicky AG,
Müllheim-Wigoltingen
Kahn, Fritz: Der menschliche Körper, Pavlak Verlag, Herrsching
Kirchhoff, Richard: Arzneilose Heilung, Heilverlag Stuttgart
Kluth, Ingeborg: Kleiner Ratgeber zur gesunden Lebensführung,
Eigenverlag, Markgröningen
Modernes Leben, natürliches Heilen, Mai 1990,
Was ist dran an den Werbeaussagen?
Helmut Preußler Verlag, Nürnberg

Naborn, Mura mato: Heile dich selbst durch bewusste Ernährung,
H. Hugendubel Verlag, München
Natur & Heilen, Heft 3/1990, Äpfel gegen Herzinfarkt,
Natur & Heilen Verlag, München
Pachtmann, Josef O.: Der sichere Weg zur Gesundheit.
Eigenverlag J. O. Pachtmann, München
Schettler, Gotthard, Prof. Dr. med.:
Der Mensch ist so jung wie seine Gefäße,
Piper, München, Zürich
Schock, Karl Ludwig, Dr.:
Die Heilkräfte der einzelnen Nahrungsmittel,
Leben und Gesundheit Verlag, Stuttgart
Seymour, John: Das große Buch vom Leben auf dem Lande,
Otto Maier Verlag, Ravensburg
Siegel, Dieter, Dr. med.: Arthrose und Bandscheibenschäden,
Heinrich Schwab Verlag, Schopfheim
Ulmer, Günter A.: Ernährung mit Vernunft,
Ulmer Verlag, Tuningen
Ulmer, Günter A.: Unser Wald darf nicht sterben,
Ulmer Verlag, Tuningen
Unser Körper, von der Zelle bis zum Menschen, Band 50,
Neuer Tessloff Verlag Hamburg
Vogel, A.: Der kleine Doktor, Verlag A. Vogel, Teufen/Ar.

Register

Aleuronschicht 8
Aminosäuren 12,13,34,46
Anderson, James, Prof. 40
Apfel 53,54,55
Arterien 38,39,44,45,51
Arteriennetz 45
Arterienverkalkung 34,40
Arteriosklerose 12,33
Arthrose 31,35
Azidose (Übersäuerung) 48
Azidoseschädigung 44
Azidosestarre 48
Ballaststoffe 19
Bandscheibenschäden 29
Basenüberschuss 49
Bauchspeicheldrüse 12
Bindegewebe 27
Bindegewebsschwäche 29
Bircher Müsli 17
Bitterstoffe 16
B-Komplex 7
Blasensteine 51
Blut 21,23,29,31,33,36,37,38,39,41,45,46, 47,48,49,51,56
Blutdruck, hoher 34
Blutfarbstoff 7,47
Blutfette 40,41,43
Blutgefäße 32,39,40,45,47,55
Blutgerinnsel 39
Blutrheuma 49
BMI-Werte 43
Braunhirse 34,35,51,53,55
Brecht 16
Bruker, Dr. 31
Carrel, Alexis 45
Chlorophyll 7,55
Cholesterin 11,20,21,36,37,38,39, 40,41,51
Cholesterinspiegel 11,40,41,43,55,56
Chrom 7
Collagen 32,55
Darm 19,36
Darmbakterien 20
Darmdesinfektion 16
Desoxycholsäure 19
Deys, Ancel, Prof. 55

Diabetiker 12
Dünndarm 20,40
Durchblutungsstörungen 29,34,40
Eisen 7,9,12,16,22,23,24,34,47,53,55
Eisenatome 23,46
Eisenmangel 23,25
Eiweiß 7,11,12,13,31,32,37,46,47,49,53,55
Ekzeme 29
Entgiftung 33
Entsäuerung 51
Entzündungen 31
Enzyme 24
Enzymstoffwechsel 24
Eppinger, Prof. 49
Erythrozyten 47,48,51
Essigsäure 20
Faserstoffe 19,20,21,32,40,41,56
Fermentationsprozess 20,35
Fett 11,15,22,31,37,38,39,53
Fettgehalt 11,13,23,
Fettregulierung 12
Fettsäuren 11,39,41
Fettverdauung 20
Fluor 12,16,22,34,53
Fieber 31
Fluormangel 25
Folsäure 24
Fresszellen 23,28,29
Fruchtschalen 16
Gallensäure 20,36,37,40,41
Gallensteine 51
Gasen 20
Gehirnzellen 24
Gelenke 31,33,35
Gelenkentzündungen 29
Gelenkknorpel 33
Gelenksveränderungen 31
Getreide 7,9,16,17,23,27,34,41
Getreidekeim 9
Getreidekorn 7,9,20,56
Gicht 55
Gichtknoten 31
Gliadin 16
Glukan Beta 41
Glutenin 16
Gräser 11,26,27
Haare 16,29

HDL 36,37,40,41,56
Hämoglobin 23,45,46,47,51
Hämorrhoiden 29
Hafer 9,10,11,12,13,14,17,20,21, 22,23,24,25,29,34,41,51,53,55
Haferbrot 12
Hafereiweiß 12
Haferfett 11
Haferflocken 12,13,20,53
Hafergrütze 12
Haferkleie 12,13,40,41,53,55
Haferkleie-Müsli 13
Hafer-Knäckebrot 12
Haferkorn 8,11,13
Haferlecithin 12
Hafermehl 12
Harnsäure 49
Hemizellulose 20
Herzinfarkt 44,45,51,55,56
Hirse 9,14,15,16,17,20,22,23,24,25,29,33, 34,35,51,53,55
Hirsebrei 16
Hirseflocken 16,17,33,53,55
Hirsekissen 17
Hirsemehl 33
Hirsewickel 17
Hormone 24,35,37
Infektionen 23,29
Infektionsgifte 29
Kaffarnik, Hans, Prof. 34
Kalium 7,16,53
Kalk 7,9,17,24,27,55
Kalkmangel 24,25
Kalzium 7,12,24,25,53
Kapillaren 44,45,47,48,50,51,55
Keimdrüsen 37
Keimling 8
Kern, Berthold, Dr. med. 44,45,50
Kieselsäure 16,23,24,25,27,29,34,53
Kieselsäuremangel 24
Kieselsäurestoffwechsel 29
Klebereiweiß 16
Kniegelenkarthrose 31
Knochen 16,34,35,42,51,53,55
Knochenbrüche 25
Knochengerüst 27
Knochenmark 47

Knochenschwund 25
Knorpel 27,32,53,55
Knorpelgelenk 31
Knorpelleim 55
Kohlendioxid 7,47
Kohlenhydrate 7,9,11,20,22,24, 31,40,51,53
Kohlenhydrate, denaturiert 31,51
Kollath, Prof. Dr. med. 33
Krampfadern 29
Krankheitserreger 23,28
Kupfer 7,12
LDL 36,37,39,40,41
Leber 36,37,39,40,56
Lignin 20
Linolsäure 11
Lipoproteine 37
Lösliche Faserstoffe 20
Lymphe 32
Lymphozyten 29
Lymphsystem 29
Magnesium 7,12,16,22,24,25,53
Magnesiumbedarf 24
Magnesiummangel 24,25
Mangan 7,12
Mehl 9,31,40,51
Mehlkörper 8
Menisken 30
Mineralien 7,17,23,33,35,41,53
Mineraliennahrung 25
Mineralstoffe 15,24,53
Mineralstoffgehalt 12,33
Mineralstoffmangel 33
Mineralstoffstauungen 33
Miso 56
Müsli 13,34,53,55
Muskeln 24,51
Nackthafer 13
Nägel 16,29
Natrium 22
Nervensystem 24,29,51
Nierensteine 51
Nikotinsäureamid 16
Obst 34,41,56
Osteoporose 25,35
Pantothensäure 12,16,34
Pektine 20,55

Pflanzenfasern 20,55
Phagozyten 29
Phosphor 12,16,24,53,55
Phosphormangel 25
Photosynthese 7
Phytosterine 11
pH-Wert 48
Porridge 12
Propionsäure 20
Pufferreaktionen 48,51
Puffersysteme 51
Quellstoffe 20
Quellvermögen 19,29
Randschicht 7,8,9,20
Regenerationsblockaden 33
Reis 56
Rheumatismus 31,55
Rispengräser 15
Rote Blutkörperchen 23,46,47,48,50,51
Säure 48,49,51
Säure-Basen-Verhältnis 48,53,56
Säurekatastrophe 45,51
Säurestarre 48
Säureüberschuss 48,49
Samenschale 8
Saponin 12
Sauerstoff 23,45,47
Sauerstofftransport 23
Schettler, Gotthard, Prof. Dr. 34,42
Schlackenstoffe 20,31
Schlaganfall 45,51
Schwand, Peter, Prof. 41
Schwefel 16
Selen 7
Shen-Nung 17
Silizium 22
Siliziumdioxid 27
Sommergetreide 15
Sonnenlicht 7,9
Sojaprodukte 56
Spelzen 11,13
Sprießkornhafer 13
Spurenelemente 7,53
Spurenelementegehalt 33
Spurenelementemangel 33
Stärke 39
Stoffwechsel 24,27,31,33,45,49,51

Stoffwechselabläufe 27
Stoffwechselkrankheit 31,49
Stress 43
Stuhlbildung 20
Tempeh 56
Überhitzung der Fette 39
Übersäuerung (Azidose) 48,49,51
Umweltgifte 29
Venen 45
Viren 29
Vitalstoffe 9,20,33,34,41
Vitamine 7,9,15,34,37
Vitamin A 55
Vitamin B1 7,9,12,13,15,55
Vitamin B2 12,15,55
Vitamin B6 12,16,24
Vitamin B12 24
Vitamin C 24,54,55
Vitamin C Mangel 55
Vitamin D 24,37
Vitamin E 12
Vitamin H 12
Vitamin Inosit 12
Vitamin K 12
Vollwerternährung 7,11,15,34,41
Vollwertkost 21
Waldsterben 24
Wasser 7,16,20,47,49
Wasserbindungsvermögen 27
Wasserstoffionen-Konzentration 48
Weiße Blutkörperchen 28,29,46
Weizen 22
Weizenkleie 41
WHO 23,24
Wirbelsäule 35
Zähne 16,29,55
Zahnverfall 25
Zellatmung 12
Zellen 20,23,24,29,31,36,37,38,45,48,55
Zelluloseschichten 19,20
Zink 7,12
Zinn 12
Zivilisationskost 25
Zivilisationskrankheiten 9
Zucker 7,9,31,40,51,55
Zuckereinheiten 20
Zuckerkrankheit 12

Im gleichen Verlag erschienen:
Bücher zu aktuellen Themen:
Gesundheit - Natur - Umwelt

G. A. Ulmer
Basisbuch für Ernährung – Gesundheitsgefahren durch Ernährung
Immer mehr Menschen spüren, dass sie für ihre Gesundheit und für ihr Wohlergehen selbst verantwortlich sind. Dabei spielt die Ernährung eine entscheidende Rolle. Die weitaus meisten Krankheiten haben ernährungsbedingte Ursachen. In diesem Buch werden Hintergründe, Ursachen und Vorsorgemaßnahmen aufgezeigt.
208 S., br., 79 Graf., ISBN 978-3-932346-32-3

G. A. Ulmer
Gefährdet Fleischgenuss unsere Gesundheit und Umwelt?
Es ist ein Buch, das jeden angeht und das in keiner Familie fehlen sollte, insbesondere auch im Sinne der Gesundheitsvorsorge. Es gilt heute die Tatsache, dass 70 Prozent der Krankheiten ernährungsbedingt sind. So ist es wichtig, die Quellen der Beschwerden zu finden und sie weitgehend abzustellen. Wo liegen die Hauptursachen der Krankheiten?
120 S., geb., 10 Abb., ISBN 978-3-932346-61-3

G. A. Ulmer / Christopher Ott
Sportgerechte Ernährung - Neue Erkenntnisse
Sportliche Leistungen sind nicht ausschließlich Erfolge eines richtigen Trainings. Von ausschlaggebender Bedeutung ist insbesondere die Ernährung; und zwar die richtige, körpergerechte Ernährung. Gerade in letzter Zeit gibt es neue Erkenntnisse. Essen und Trimmen - Beides muss stimmen!
144 S., geb., 21 Abb., ISBN 978-3-932346-12-5

G. A. Ulmer
Gesundheitswunder Chlorophyll
Chlorophyll ist mit dem Blutfarbstoff Hämoglobin verwandt. So schafft es die Voraussetzung für ein gesundes Blut und eine gesunde Lymphe. Es hat auch eine positive Wirkung auf Herz und Nerven; wirkt durch seine hohen Basenwerte positiv auf die Darmflora und auf das Säure-Basen-Gleichgewicht des Körpers.
80 S., br., 13 Abb., ISBN 978-3-924191-99-3

G. A. Ulmer
Lebensenergie und Gesundheit
Alles, was wir sehen, fühlen, greifen, tasten, riechen und schmecken können, ist eine Form von Energie. Wir sollten lernen, die uns zur Verfügung stehende Energie zu nutzen und alle Fehler der Lebens- und Ernährungsweise konsequent auszuschalten. Nur so können wir das energetische Gleichgewicht wahren.
112 S., br., 22 Abb., ISBN 978-3-924191-70-2

G. A. Ulmer
Wirksame Selbsthilfe bei Übersäuerung, Viren, Bakterien und Parasiten
Bei der Entstehung von chronischen Krankheiten spielen Störungen im Säure-Basen-Haushalt des Körpers eine zentrale Rolle. Viele Menschen sind heute übersäuert und können dadurch auch von Parasiten heimgesucht werden. Ein wichtiges Buch, auch angesichts der Gefahr der Antibiotikaresistenz.
96 S., br., 17 Abb., ISBN 978-3-932346-27-9

G. A. Ulmer
Dein Weg zur Lebenskraft und Lebensfreude
Dieses Buch ist ein Wegweiser zu den Quellen des Lebens. Es gibt Kraft und Zuversicht, damit jeder „seinen" Weg gehen kann; frei von Bitterkeit und Aggression. Es will anregen, den Blick zu erweitern und Brücken zu bauen, um das Glück empfinden zu können, das erreicht werden kann.
84 S., geb., 11 Farbb., ISBN 978-3-924191-87-0

G. A. Ulmer
Der Apfel als Quelle Ihrer Gesundheit
Der Apfel hat viele wichtige Stoffe, um uns eine Menge Gesundheit zu bieten. Der Apfel als Vitalstofflieferant. Der Apfel als Vitamin-C-Träger. Der Apfel als Darmregulierungsmittel. Der Apfel für die schlanke Linie. Der positive Einfluss des Apfels auf die Haut und auf das Gemüt. Mit sinnvollen Apfelrezepten.
80 S., br., 13 Abb., ISBN 978-3-924191-60-3

G. A. Ulmer
Ein Geschenk der Natur - Produkte der Bienen
Jeder Bienenstock ist eine Welt für sich. Die Bienen erzeugen nicht nur Honig, Propolis, Gelee Royale, sondern auch Blütenpollen. Um die vielen verschiedenen Inhaltsstoffe der Bienenprodukte besser verstehen und anwenden zu können, wurde dieses interessante Buch geschrieben.
80 S., br., 20 Abb., ISBN 978-3-924191-89-4

G. A. Ulmer
Bio-Regulatoren: Schwarzkümmelöl, Hagebuttenkernöl
Schwarzkümmel als Nahrungsergänzung zielt darauf ab, die Körperabläufe günstig zu aktivieren und positiv zu beeinflussen. Dem Hagebuttenkernöl kommt eine ganz bedeutende Wirkung zu, insbesondere als Hautfunktionsöl, da es die Ausscheidungsfunktion der Haut unterstützen kann.
48 S., geb., ISBN 978-3-932346-19-4

Diese Bücher sind im Buchhandel erhältlich

**Günter Albert Ulmer Verlag, Tuningen
www.ulmertuningen.de**